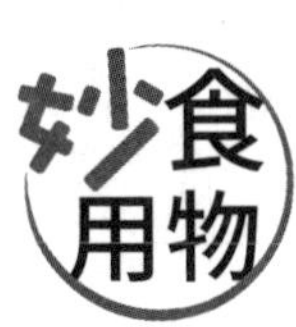

妙用生姜治百病

黄芳/王君/胡芳◎编著

国医大师 李济仁◎主审

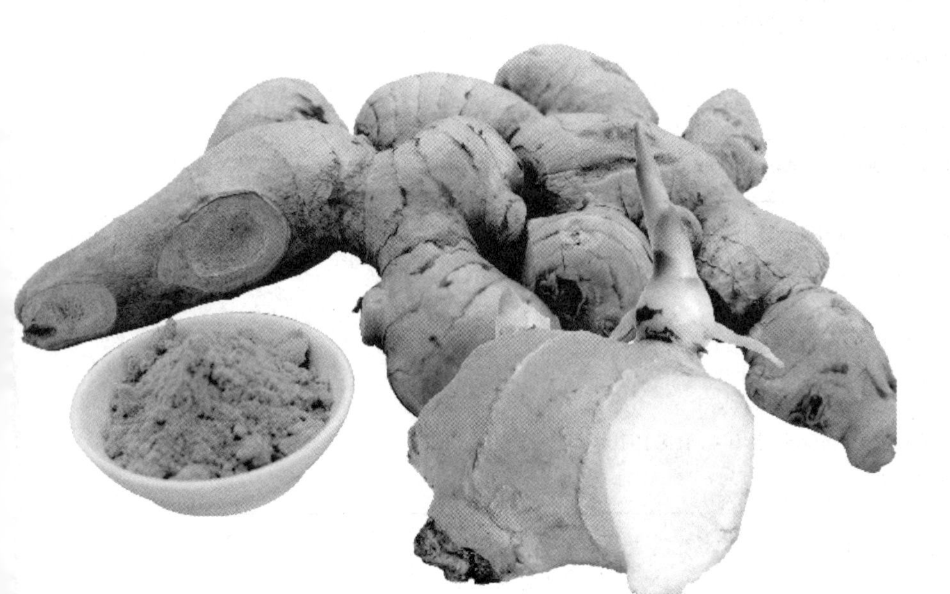

中国科学技术出版社

·北　京·

图书在版编目（CIP）数据

妙用生姜治百病 / 黄芳，王君，胡芳编著．一北京：中国科学技术出版社，2017.3（2024.6 重印）

ISBN 978-7-5046-7340-4

Ⅰ．①妙… Ⅱ．①黄…②王…③胡… Ⅲ．①姜一食物疗法一验方一汇编 Ⅳ．① R247.1

中国版本图书馆 CIP 数据核字（2016）第 312200 号

策划编辑　焦健姿　王久红
责任编辑　焦健姿　黄维佳
装帧设计　华图文轩
责任校对　龚利霞
责任印制　徐　飞

出　　版　中国科学技术出版社
发　　行　中国科学技术出版社有限公司
地　　址　北京市海淀区中关村南大街 16 号
邮　　编　100081
发行电话　010-62173865
传　　真　010-62179148
网　　址　http：//www.cspbooks.com.cn

开　　本　850mm×1168mm　1/24
字　　数　122 千字
印　　张　7
版　　次　2017 年 3 月第 1 版
印　　次　2024 年 6 月第 10 次印刷
印　　刷　河北环京美印刷有限公司
书　　号　ISBN 978-7-5046-7340-4 / R・1970
定　　价　42.00 元

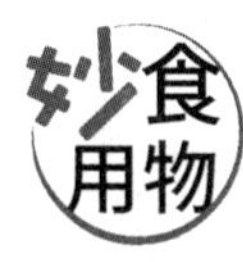

《食物妙用》系列丛书

丛书编委会

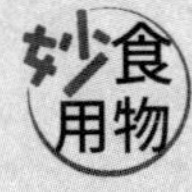

活学巧用食材　妙治各科百病

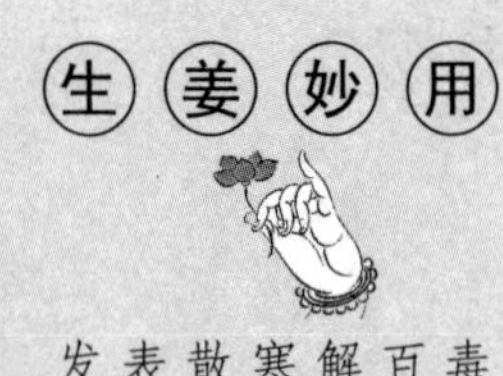

内容提要

发表散寒解百毒
十月生姜小人参

姜是人们日常生活中不可缺少的调味品，同时也是保健品。它性味辛温，有散寒发汗、化痰止咳、和胃止呕等多种功效，民间素有“早吃三片姜，赛过喝参汤”及“十月生姜小人参”之说。本书全面介绍了生姜的功用、食疗方法及治疗各种疾病的数百首良方，使用方便，是一本最适合咱百姓阅读使用的食疗保健书。

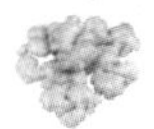

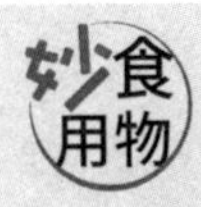

活学巧用食材　妙治各科百病

生姜妙用

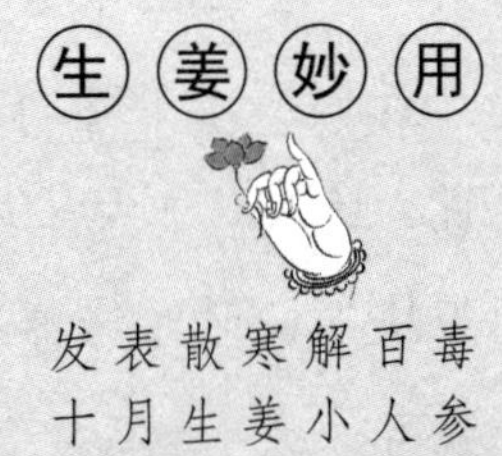

自序

发表散寒解百毒
十月生姜小人参

姜是人们日常生活中不可缺少的调味品。春秋时期，孔子就主张“每食不撤姜”。意思是说，一年四季人们每天都应该吃姜。据说孔子就有每天饭后嚼姜数片的习惯。近年，国内营养专家公认推荐的每天宜吃的六种食物（生姜、大蒜、蜂蜜、花生、大枣、大葱）中，生姜被排在首位。

生姜性味辛温，有散寒发汗、化痰止咳、和胃、止呕等多种功效。喝生姜红糖水治感冒；生姜有“呕家圣药”之称；生姜可用于治疗肠炎、痢疾等；生姜外擦对白癜风、斑秃、手癣也有一定治疗效果……

在中药学上，由于炮制方法的不同，生姜又有生姜皮、生姜汁、干姜、炮姜、煨姜之分。生姜汁有化痰开窍止呕之功，常用于中风痰壅、恶心呕吐或咳嗽痰多；生姜的外皮叫生姜皮，性味辛凉，有和脾行水消肿之功，可用于皮肤水肿、小便不利等症；生姜炒至外黑内焦黄色为炮姜，辛苦大热，有温经止血、补虚回阳之功，常用于治疗腹痛、腹泻、吐血、下血诸症，为妇科常用之药；将新鲜生姜洗净用草纸包裹放在清水中浸湿后，放在水中煨即成煨姜，性味辛温，有温中止泻之功，对脘腹冷痛有疗效。真可谓“一味生姜千般趣，疗病健身有殊功。”

民间有“早吃三片姜，赛过喝参汤”及“四季吃生姜，百病一扫光”之说，还有“每天三片姜，不劳医生开处方”“家备小姜，小病不慌”“出门带块姜，时时保健康”等谚语。中老年人常食生姜还可以延缓衰老，驻颜益寿。

《妙用生姜治百病》内容丰富，切合实用，联系生活实际，有益于养生保健、防病治病，定会成为一本大众喜闻乐见的畅销书。我们在本书中突出了简、便、廉、验的特色。所选验方力求方出有据，疗效可靠，取材容易，价格低廉，便于家庭操作，让生姜真正发挥有病治病、无病强身的功效。

编　者

丁酉年初春

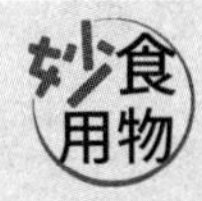

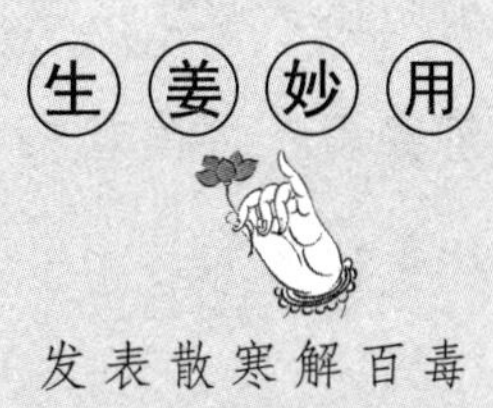

前 言

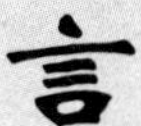

发表散寒解百毒
十月生姜小人参

生姜是人们所熟悉的食品和作料。在日常生活中，除了用于炒菜、烧汤外，还有许多其他用途。旅途辛苦、劳累过度，用生姜加红糖煎水代茶饮，可焕发精神，消除疲劳。中风（脑卒中）、中暑、中毒等危急病症，灌服姜汁可望复苏。医生给患者施灸时，用生姜切成薄片，放在皮肤表面，既能保持原有疗法的功效，又可避免烫伤。

在中医学中，生姜的应用则更广泛。早在公元2世纪，我国人民便以生姜治疗疾病。民间有谚语可印证：“晨起一片姜，百病全消光。”

生姜固然好，可常食，但非病者，不可多食，否则物极必反。明代李时珍云：“姜食久，积热患目。”此外，痔、痈疽、肿疡患者，忌食姜兼酒；临床治温病，稽留型热病或高热、脑病，均忌用干姜。

近年来“中医药热”的兴起遍及世界，药材出口增多，因此，积极培植和发掘生姜的用途与医疗方法，努力提高疗效，实属必要。笔者在长期的临床实践中，搜集了姜的一些实用单验经方、秘方，力求简便易行、经济实用，供读者参考。由于水平有限，经验不足，书中浅陋之处诚恳希望广大读者不吝指正。

编　者

岁在丁亥年春

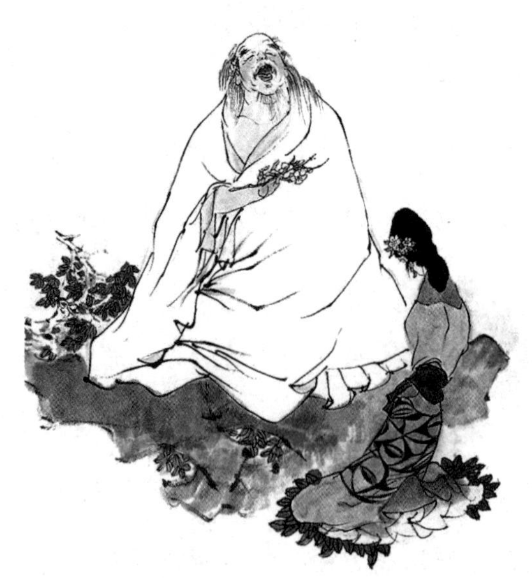

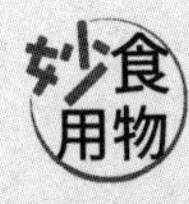

活学巧用食材　妙治各科百病

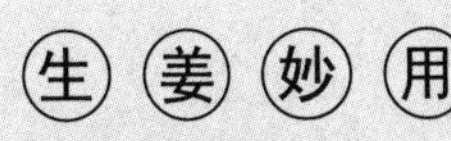

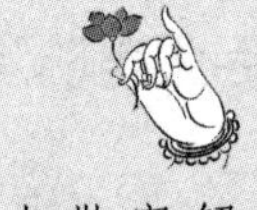

目　录

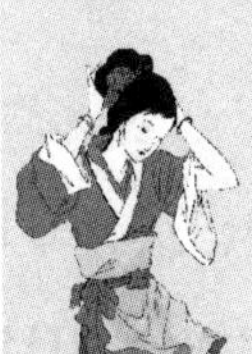

发表散寒解百毒
十月生姜小人参

性味 · 功效 · 食用与保健养生常识 · 选购贮藏 · · ·

上篇　生姜古今纵横谈

下篇 妙用生姜治百病

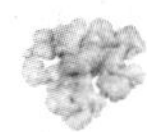

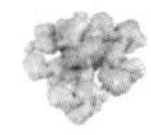

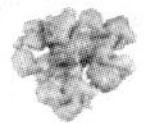

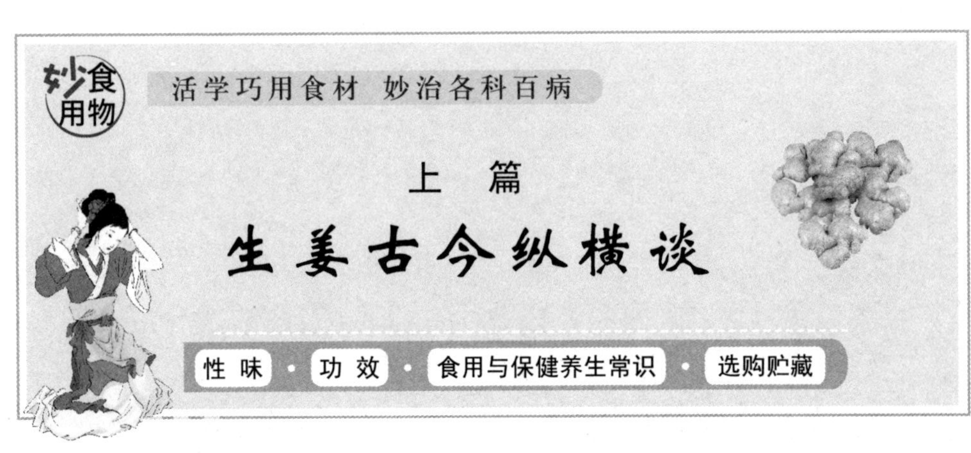

上篇 生姜古今纵横谈

【医家论述】

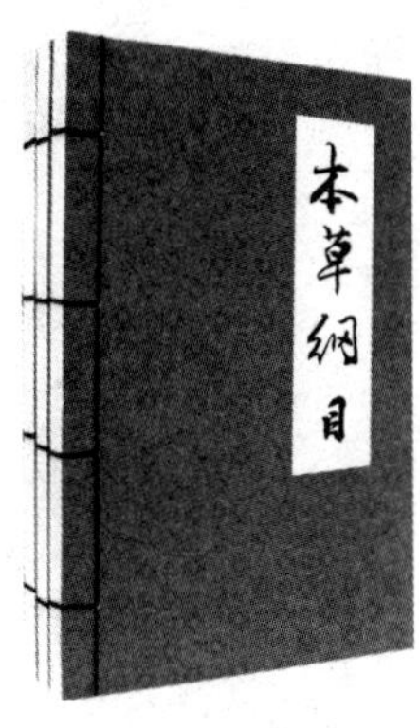

姜辛而不荤，去邪辟恶，生啖熟食，醋、酱、糟、盐、蜜煎调和，无不宜之。可蔬可和，可果可药，其利博矣。凡早行山行，宜含一块，不犯雾露清湿之气及山岚不正之邪……凡中风、中暑、中气、中毒、中恶、干霍乱、一切卒暴之病，用姜汁与童尿服，立可解散。盖姜能开痰下气，童尿降火也。

——明·李时珍《本草纲目·菜部第二十六卷》

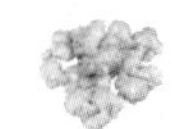

上篇

生姜古今纵横谈

生姜的由来——美丽的传说

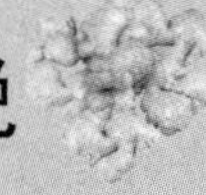

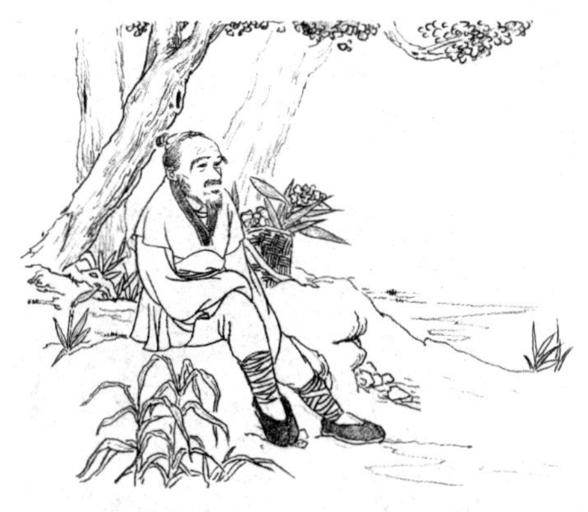

姜，又名生姜。提起生姜名字的由来，还有一段美丽的传说。

远古时，人们靠吃兽肉、野果度日，因生病而死亡的很多。当时人们不知医药，一旦生病，只得听天由命。炎帝[1]看到人们忍受着疾病的痛苦，心里十分着急。一天，他从山上回来，累得满头大汗，腰酸腿痛。在门口迎接他的，是自己喂养的那条通身透明的琉璃狮子狗。炎帝突然想起：这条狗成天摇头摆尾，翻山越岭，可从来没病，难道是吃了与人吃的不同的东西么？是不是它吃了山野里的草木根、茎、叶

[1] 炎帝，传说上古时期姜姓部落的首领，又称赤帝、烈山氏，一说即神农氏（或神农氏的子孙）。相传其母名任姒，一日游华山，看见一条神龙，身体马上有反应，回来就生下炎帝。炎帝生于烈山石室，长于姜水，因姓姜；有圣德，以火德王，故号炎帝。炎帝少而聪颖，三天能说话，五天能走路，三年知稼穑之事。他一生为百姓办了许多好事：教百姓耕作，百姓得以丰食足衣；为了让百姓不受疾病之苦，他尝遍了各种药材，以至自己一日中七十二次毒。他又做乐器，让百姓懂得礼仪，为后世所称道。其族人最初的活动地域在今陕西的南部，后来沿黄河向东发展，与黄帝发生冲突，在阪泉之战中，炎帝战败，炎帝部落与黄帝部落合并，组成华夏族，所以今日中国人自称为“炎黄后代”。

呢？为了探明其中的奥秘，他不顾个人安危，带着琉璃狮子狗跋山涉水，仔细观察狗吃了各种食物后的反应。这天，炎帝带着狗从茶陵铁甲山来到洣水河边的白鹿原，一边欣赏大自然的风光，一边尝药认草。忽然一阵大雨把他一身淋得透湿，他感到头晕目眩，胸闷欲吐，站立不稳。这时，那只琉璃狮子狗正在一旁啃着根块，炎帝顺手也捡了一块，洗净后，坐在地上慢慢地嚼着，只觉得满口辛辣，别有味道。不一会，心胸舒畅了，精神大振了。于是，炎帝便以自己的姓氏给这种植物取名为“生姜”，意思是使他获得了第二次生命。

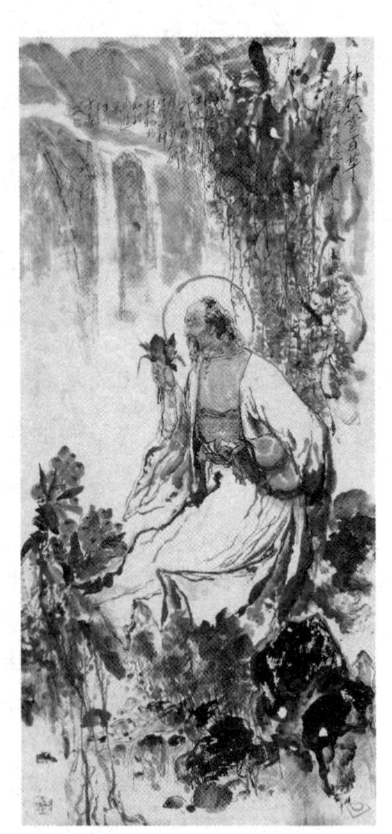

还有一则传说，当年“神农尝百草，一日而遇七十二毒”。有一次，神农在南山采药，误食了一种毒蘑菇，肚子痛得像刀割一样。吃什么药也没止痛，就这样他晕倒在一棵大树下。没过多久，他慢慢地醒过来了，自己也不知道什么原因。于是，他向四周一看，发现自己躺倒的地方有一丛尖叶子青草，香气浓浓的，闻一闻，头不晕，胸也不闷了。原来，是它的气味使自己醒过来的。于是神农顺手拔了一兜，拿出它的块根放在嘴里嚼，又香又辣又清凉。过了一阵，肚子咕噜咕噜响，泄泻过后，腹痛全好了。他想这种草可能有起死回生的作用，我要给它起个好名字。因

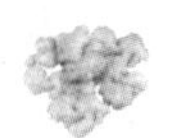

为神农姓姜，就把这尖叶草取名叫“生姜”，意思是它能使神农起死回生。神农还在《神农本草经》中记载这味药物，称其“久服去臭气（秽浊邪气，山岚瘴气），通神明”。

两则故事大同小异，前者说的是生姜因能抵御寒湿及山岚瘴疠之气而救了炎帝的命；后者说的是生姜因能解毒而救了神农的命，都是对生姜功能的最好诠释。

许慎在《说文》中解释说：“姜作疆，御湿之菜也。”王安石在《字说》中说：“薑能疆御百邪，故谓之薑。”

姜原产于东南亚、印度、马来西亚的亚热带森林地区，我国也是原产地之一。最早的文字记载见于《礼记》的“楂梨姜桂”之句。孔子的《论语》中有“每食不撤姜”。《吕氏春秋》中也说“和之美者，有扬朴之姜”，对姜的味道进行了赞美。到了汉代，有人因种姜发了大财，故司马迁的《史记·货殖列传》中有“千畦姜韭，其人与千户侯等”。《齐民要术》中还专门有“种姜”一节，长沙马王堆一号汉墓出土的文物中就有生姜。

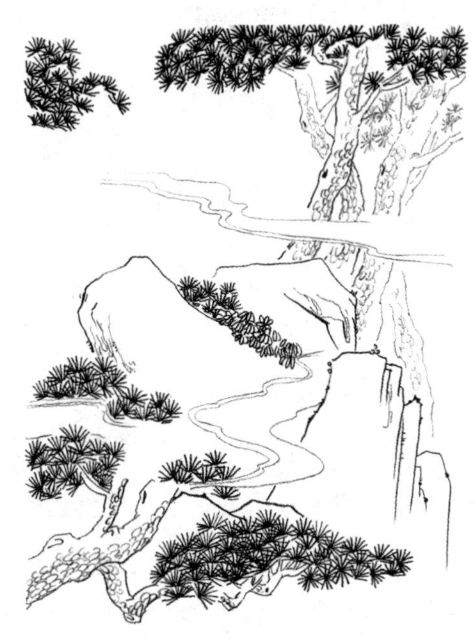

公元3世纪，中国的姜传入日本。13世纪，意大利的旅行家马可·波罗来到中国，欧洲人才第一次认识了姜。

马可·波罗在其作品《东方见闻录》中，大加称赞中国的生姜。姜传入欧洲后，曾被当作非常贵重的香料。在英国，一磅生姜就可以交换一只绵羊，可见姜的贵重。后来，哥伦布发现了新大陆，姜又传到了墨西哥。现在，我国种植的姜仍在欧洲市场上占有相当大的份额，每年都有很大的出口量。

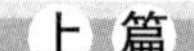

上篇　生姜古今纵横谈

姜的功用百家谈

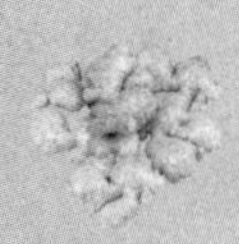

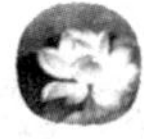

生姜辞典

【来源】为双子叶植物药姜科植物姜的鲜根茎。

【性味归经】辛，温。入肺、胃、脾经。

【功效】发表散寒，温中止呕，化痰止咳，解毒。

【主治】治感冒风寒，呕吐，痰饮，喘咳，胀满，泄泻；解半夏、天南星及鱼蟹、鸟兽肉毒。

【临床应用】

◎ 用于风寒感冒，恶寒微热，头痛鼻塞等轻症，民间常用本品加红糖，煎汤热服（姜糖水）；如治感冒较重者，需与紫苏、羌活、防风、葱白等同用。

◎ 用于寒犯中焦或脾胃虚寒之脘腹冷痛、呕吐、泄泻。如治中寒腹痛，得暖则解，可配高良姜、胡椒等同用；治呕吐，可单用本品或配半夏同用，

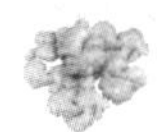

方如小半夏汤；如呕吐属寒者，又可配吴茱萸等；呕吐属热者，则配黄连、竹茹等，方如陈皮竹茹汤；若呕吐、泄泻属脾胃气虚者，则宜与人参、白术配用。

◎ 用于痰饮咳嗽，尤适宜于风寒束肺或肺寒痰饮而致者。如治风寒束肺，咳嗽咳痰，恶寒头痛，常配麻黄、杏仁等同用，如三拗汤；如咳嗽痰多，则配紫苏叶、杏仁、紫菀、陈皮等同用，方如杏苏散、止嗽散等；如痰热壅肺，烦满喘咳，也可使用本品配竹沥、青礞石等同用，则有豁痰开窍之功。

◎ 用于鱼、蟹、鸟、兽等肉类食物中毒，可单用煎汤或绞汁冲服，或与紫苏叶同用，此外，本品还可解半夏、生天南星、附子、草乌等药物中毒。

【用法用量】内服：煎汤，3～9克；或捣汁。外用：捣敷，擦患处或炒热熨。

【用药忌宜】阴虚内热者忌服。①《本草纲目》：“食姜久，积热患目。凡病痔人多食兼酒，立发甚速。痈疮人多食则生恶肉。”②《本草经疏》：“久服损阴伤目，阴虚内热，阴虚咳嗽吐血，表虚有热汗出，自汗盗汗，脏毒下血，因热呕恶，火热腹痛，法并忌之。”③《随息居饮食谱》：“内热阴虚，目赤喉患，血证疮痛，呕泻有火，暑热时症，热哮大喘，胎产痧胀及时病后、痧痘后均忌之。”

【别名】姜根、百辣云（《本草纲目》）、勾装指、因地辛、炎凉小子（《和汉药考》）、生犍、母姜（《中华人民共和国药典·一部》）。

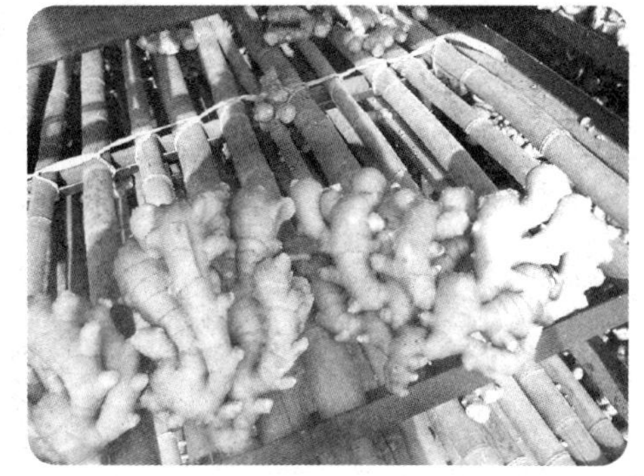

【处方名】生姜、鲜姜、生姜片、煨姜、煨生姜、老生姜、姜汁、生姜汁，生姜即鲜姜、生姜片，指原药洗净切片入药者。煨生姜即煨姜，是将

生姜用草纸包好，置灰火中煨至草纸焦黄，除去焦纸，切片入药者。

【药用部位】本植物干燥的根茎（干姜）、根茎的根皮（姜皮）、叶（姜叶）均供药用，各详专条。

【动植物资源分布】全国大部分地区有栽培。药材全国大部分地区有产，主产于四川、广东、山东、陕西等地。

【药材的采收与贮藏】夏秋季采挖，除去茎叶及须根，洗净泥土。

【炮制方法】生姜：拣去杂质，洗净泥土，用时切片。鲜姜粉：取鲜生姜，洗净，捣烂，压榨取汁，静置，分取沉淀的粉质，晒干，或低温干燥。煨姜：取净生姜，用纸六七层包裹，水中浸透，置火灰中煨至纸色焦黄，去纸用。

【考证】

◎《本草图经》："生姜，生犍为山谷及荆州、扬州。今处处有之，以汉、温、池州者为良。苗高两三尺，叶似箭竹而长，两两相对，苗青，根黄，无花实。秋采根，于长流水洗过，日晒为干姜。"

◎《本草衍义》："生姜，治暴逆气，嚼两三皂子大，下咽定，屡服屡定。初得寒热痰嗽，烧一块含啮之，终日间嗽自愈。暴赤眼无疮者，以古铜钱刮净姜上，取汁于钱唇点目，热泪出，今日点，来日愈。但小儿甚惧，不须疑，已试良验。"

◎《本草纲目》："姜，初生嫩者其尖微紫，名紫姜，或作子姜，宿根谓之母姜也。""姜宜原湿沙地，四月取母姜种子，五月生苗，如初生嫩芦，而叶稍阔似竹叶，对生，叶亦辛香。秋社前后新芽顿长，如列指状，采食无筋，谓之子姜，秋分后者次之，霜后则老矣。性恶湿洳而畏日，故秋热则无姜。"

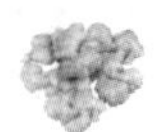

【现代研究】

◎ 化学成分：生姜含挥发油，油中主要成分为姜醇、姜烯、β-水芹烯、坎烯、柠檬酸、姜萜酮、β-甜没药烯、α-姜黄烯。又含辛辣成分红姜辣素。

◎ 药理作用：生姜油、姜辣酮或姜辣烯酮有解热、抗炎、镇静、镇痛和抗抽搐作用；生姜煎剂可促进胃酸及胃液的分泌，对胃黏膜损伤有保护作用；浸膏及姜辣素能抑制硫酸铜的催吐作用，对运动引起的眩晕、恶心症状有明显的减轻作用；对四氯化碳所致肝损伤有预防和治疗作用；生姜的丙酮提取物有显著利胆作用；有抗过敏、抗5-羟色胺及镇咳作用；对金黄色葡萄球菌、伤寒杆菌、霍乱弧菌、沙门菌、铜绿假单胞菌等有显著的抑制作用，对皮肤致病菌及阴道滴虫亦有杀灭作用。

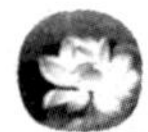

干姜辞典

【来源】为双子叶植物药姜科植物姜的干燥根茎。

【性味归经】辛，热。入脾、胃、肾、心、肺经。①《本经》："味辛，温。"②《别录》："大热，无毒。"③《药性论》："味苦辛。"

【功效】温中逐寒，回阳通脉，燥湿消痰。

【主治】治心腹冷痛，吐泻，肢冷脉微，寒饮喘咳，风寒湿痹，阳虚，吐、下血。

【临床应用】

◎ 用于脾胃虚寒，症见脘腹冷痛、呕吐、泄泻。如脘腹冷痛，常与高良姜同用；如脘腹冷痛由脾胃虚寒所致者，则配党参、白术、炙甘草，方如理中丸；

若中焦胃寒，干呕吐逆者，则与半夏配用，方如半夏干姜散。

◎ 用于亡阳欲脱所致四肢厥冷，脉微欲绝，常与附子配用，方如通脉四逆汤、干姜附子汤。

◎ 用于寒饮伏肺而致的咳嗽气喘，形寒背冷，痰多清稀，常与细辛、麻黄等同用，方如苓甘五味姜辛汤。

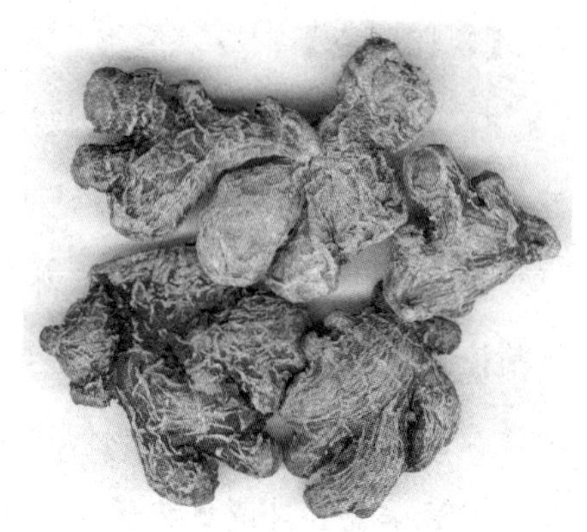

◇干　姜

此外，干姜亦能散寒燥湿，可用于寒湿痹痛，常与苍术、独活、草乌配用；与雄黄研末外用，可治牙痛；配以川草乌、苍术、当归，研末调膏外用，可治跌打损伤。

【用法用量】内服：煎汤，1.5 ～ 4.5 克。

【用药忌宜】阴虚内热、血热妄行者忌服。孕妇慎服。①《本草经集注》："秦椒为使。恶黄连、黄芩、天鼠矢。杀半夏、莨菪毒。" ②《本草经疏》："久服损阴伤目。阴虚内热，阴虚咳嗽吐血，表虚有热汗出，自汗盗汗，脏毒下血，因热呕恶，火热腹痛，法并忌之。"

【别名】白姜、均姜、干生姜（《本草纲目》）。

【处方名】干姜、干姜片、淡干姜、泡姜、炮姜、炮干姜、炒干姜、黑姜、炮姜炭、干姜炭、黑姜炭、炒姜炭、姜炭等。

处方中写干姜指干姜片。又名淡干姜、泡姜。为原药除去杂质，洗净略泡，润透切片，晒干入药者。

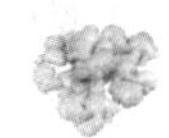

炮姜又名黑姜、炮干姜、炒干姜、干姜炭、炮姜炭、黑姜炭、炒姜炭、姜炭等。为干姜炒至表面微黑，内成棕黄色而入药者。炮姜温里作用减弱，而长于温经止血。

【动植物资源分布】主产于四川、贵州的长顺、兴仁等地。

【药材的采收与贮藏】冬季茎叶枯萎时挖取，去净茎叶、须根、泥沙，晒干或微火烘干。

【炮制方法】干姜：择净杂质，用水浸泡3～6小时，捞出，闷润后切片或切成小方块，晒干。炮姜：取姜块，置锅内用武火急炒至发泡鼓起，外皮呈焦黄色，内呈黄色，喷淋清水少许，取出，晒干。

【考证】出自《神农本草经》。

【生药材鉴定】干燥根茎为扁平、不规则的块状，有指状分支，长4～6厘米，厚0.4～2厘米；表面灰白色或灰黄色，粗糙，具纵皱纹及明显的环节；在分支处，常有鳞叶残存，质坚实，断面颗粒性，灰白色或淡黄色，质松者则显筋脉；有细小的油点及一明显的环纹，气芳香，味辛辣。以质坚实，外皮灰黄色、内灰白色、断面粉性足、少筋脉者为佳。

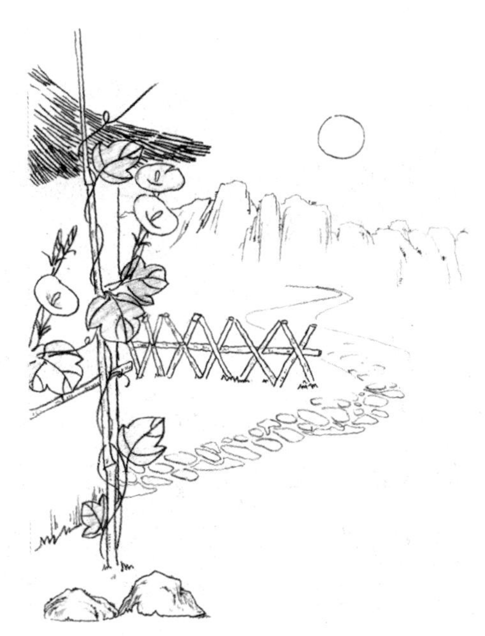

【现代研究】

◎ 化学成分：干姜含挥发油，油中主要成分为姜烯、牻牛儿醛、牻牛儿醇、甜没药烯、芳樟醇、橙花醛、松油醇、樟烯、柠檬烯等。

◎ 药理作用：干姜甲醇提取物有镇静作用，能明显延长环己巴比妥诱导的小鼠睡眠时间，对中枢神经系统有轻度的抑制作用；干姜醚提取物有镇痛作用，能显著抑制小鼠醋酸扭体反应，并能明显延长热刺激痛反应的潜伏期；水提取物有抗凝作用，能抑制血小板聚集，延长实验性血栓的形成；干姜或有效成分对肾上腺皮质功能有增强作用；干姜醚提取物有抗炎作用，对角叉菜胶大鼠足肿有显著的拮抗作用；另有止呕吐、抗缺氧作用。

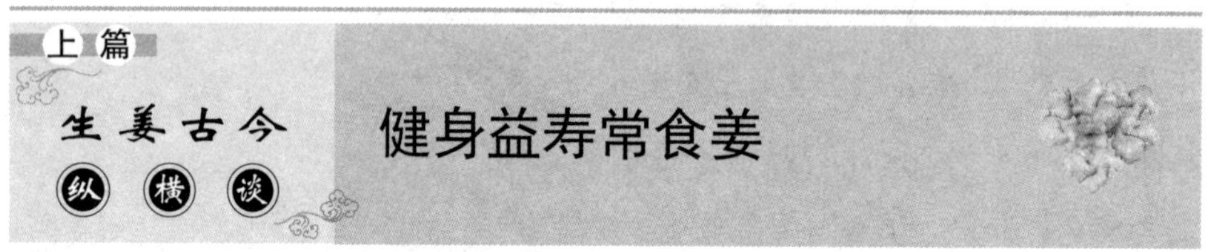

相传“八仙”之一的吕洞宾（纯阳），行医到浙江萧山采药，目睹一青年在岩缝中捉到一只“夹板乌龟”，要给老母煮食补力气。吕洞宾想：“夹板乌龟”是极毒的，一旦吃下，那还了得！”奇怪的是，当他找到这位青年家中，见其年迈的老母却神情自若地在纺纱。吕洞宾迫不及待地询问其母缘由。原来在烹调时，其将几片厚生姜塞进乌龟肚里，又用生姜水烧煮之，因而避免了中毒。在中药学中也记载生姜有解毒作用，如误食生半夏、生野芋或生天南星引起中

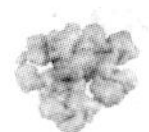

毒，速嚼生姜，可以缓解。实验研究也已证实，姜中的黄色油状液体有一定的解毒作用。

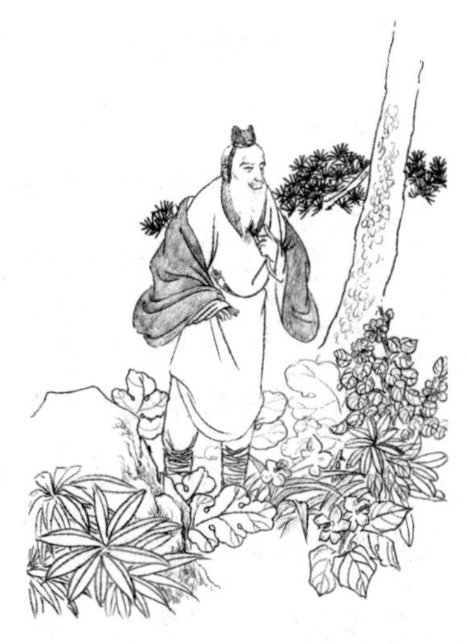

生姜防病健身有殊功。民间流传有“冬吃萝卜夏吃姜，不劳医生开药方”的谚语，这是对生姜防病治病之功的形象概括。民谚谓：“早吃三片姜，赛过喝参汤。”而古人亦有“十月生姜小人参”之说。把生姜与具有补益强壮作用的人参相提并论，表明生姜在祛病保健方面别有殊功。

早在2000多年前，孔子就知道食姜对健康大有裨益。他在《论语•乡党》中有“不撤姜食、不多食”之说，意思是说，孔子一年四季饮食不离姜，但不多食。他有每次饭后嚼服姜数片的饮食习惯。为什么孔子如此重视食姜呢？南宋朱熹在《论语集注》中说：“姜能通神明，去秽恶，故不撤。”可见，孔子食姜主要为了养生。在“人生七十古来稀”的春秋时代，孔子寿享73岁，可算是高寿之人了，这与其一生食姜不无关系。毛泽东在谈到养生之道时，曾这样评说孔子为何食姜：“姜性温，孔老夫子有胃寒，用姜去寒暖胃，老百姓不是喝姜糖水嘛，去寒发汗治感冒。”

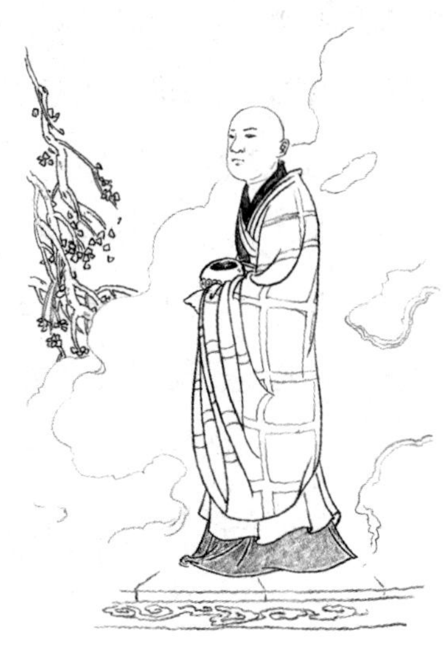

北宋大文豪、美食家苏东坡在《东坡杂记》

中曾记载过一则见闻：苏东坡在杭州做父母官时，有一天，独自一人便服游览西湖，他漫步在苏堤上，见百姓扶老携幼，来来往往，熙熙攘攘，心里十分高兴。只听百姓们交口称赞："苏大人为官钱塘（即杭州），造福西湖，利在千秋。只可惜像他这样的好官太少了！"他感到惭愧，觉得人生短暂，能做的事太少了。猛然想起不远处的净慈寺有位寿高体健的和尚值得拜访。放眼望去，那净慈寺掩映在"接天莲叶无穷碧，映日荷花别样红"的美景之中。

不知谁走漏了消息，净慈寺的和尚早已列队在门外恭候苏大人的到来。苏东坡挥手致意道："各位不必拘礼，我今天是因私事前来拜访老方丈的，请各位自便吧。"于是方丈将苏东坡迎进禅堂，小和尚端来西湖龙井茶。苏东坡一边喝茶，一边问方丈："听说你这里有位寿高身健的高僧，可得一见否？"方丈命小和尚叫来。只见那位高僧步履矫健，胸挺腰直，面色红润，目光炯炯，看上去不过四十来岁。方丈介绍说："这就是人称'聪药王'的本寺制药僧，前来拜见苏大人。"苏东坡忙起身让座，双手合十虔诚地问道："久闻高僧身健寿高，今得一见，果然名不虚传。请问贵庚几何，何以如此不老？"聪药王顿首忙道："贫僧今年八十有五，四十岁时身体肥胖，臃肿不堪，步履维艰。后得一方做成乳饼，连吃四十余载，所以不老。"苏东坡问此方可得闻乎？乳饼如何制作？聪药王道："苏大人造福民众，贫僧愿将此方献给大人。此方

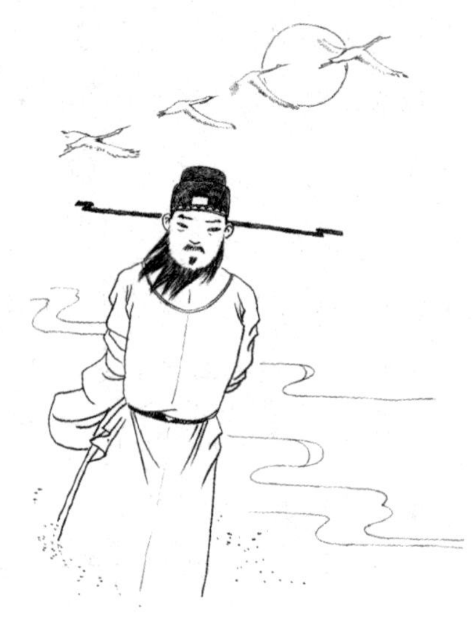

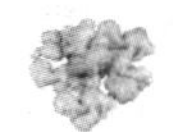

只一味生姜，把姜捣烂，绞取姜汁，盛入瓷盆中，静置澄清，除去上层黄清液，取下层白而浓者，阴干，刮取其粉，名为‘姜乳’。一斤老姜约可得一两多姜乳，用此姜乳与3倍面粉拌和，做成饼蒸熟即成。每日空腹吃一二饼。我连吃1年就身轻体健了。后来遁入山门，我也日吃不断。看来姜乳饼将伴我终生。”

苏东坡拜谢了聪药王回到府上，心想姜乳饼制作较繁，加之他自幼生长在四川眉山，吃惯米饭，不喜面食。于是他在公务之余又遍访民间，终于搜集到以生姜为主药的“驻颜不老方”。他很欣赏此方，曾做诗道：

一斤生姜半斤枣，二两白盐三两草，
丁香沉香各半两，四两茴香一处捣。
煎也好，泡也好，修合此药胜如宝。
每日清晨饮一杯，一生容颜都不老。

“驻颜不老方”曾被收载于《苏沈良方》中，后来许多养生医籍均有转录，足见生姜对于抗衰美容的巨大功效。此方现代简便用法有二：一是每日晨起后取鲜生姜30克，大枣15克，精盐4克，甘草6克，丁香1克，沉香1克，小茴香12克，共捣如泥，冲入开水，待温热时空腹饮用。二是将干生姜500克，大枣250克，盐100克，甘草150克，丁香25克，沉香25克，共捣成粗末和匀备用。每次15～25克，清晨

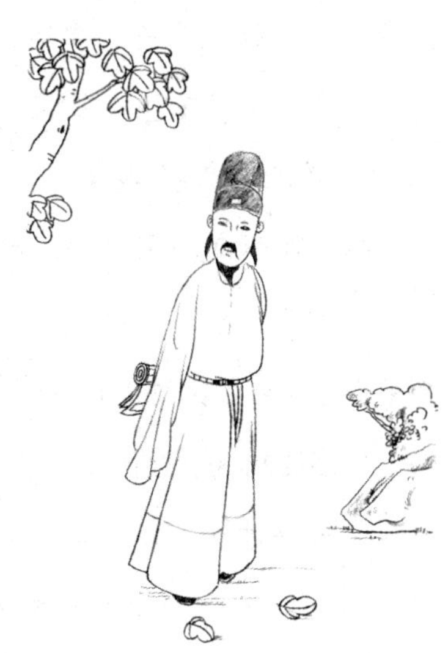

煎服或泡水代茶饮，每日数次。此茶具有补脾、养血、健胃、安神、解郁之功效，久服令人容颜白嫩、皮肤细滑、皱纹减少。

明末清初的思想家王夫之，一生爱姜成癖，他隐居乡下，所在的草堂叫"姜斋"，并自号"卖姜翁"。王夫之还写过一首《卖姜词》，在他看来，生姜"最疗人间病"，故可健身益寿。

据分析，生姜含辛辣和芳香气味的挥发油。油中主要成分为姜醇、姜烯、姜油萜、姜酚、龙脑、芳樟醇、枸橼醛等。此外，生姜还含天冬素、谷氨酸、天冬氨酸、丝氨酸、甘氨酸、苏氨酸、丙氨酸等营养成分。现代医学研究，生姜对人体防病治病的作用主要表现在以下四个方面。

◎ 抗氧化、防衰老

众所周知，机体在新陈代谢过程中，会产生有害物质——氧自由基，它会引起细胞破坏性连锁反应，导致机体衰老。而生姜中的姜辣素被人体吸收后，能产生一种抗氧化酶，它有很强的对付氧自由基的本领，比维生素E还要强得多。所以，常吃生姜不仅能抗衰老，而且还可明显消除"老年斑"。

◎ 防治心血管疾病

美国医学家发现，生姜含有一种与水杨酸相似的特殊物质，提取这种物质，经稀释作为血液稀释剂，对降血脂、降血压、防止血栓形成及心肌梗死有特殊疗效。英国学者发现生姜可降低血中胆固醇含量，维护血管弹性，防止动脉硬化。

◎ 抗菌、抗癌作用

所含姜油酮和姜烯酮，对伤寒杆菌、痢疾杆菌、霍乱弧菌、沙门菌、金黄色葡萄球菌、铜绿假单胞菌等有显著的抑制作用；对皮肤致病菌及阴道滴

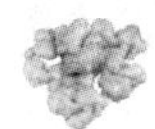

虫亦有杀灭作用。西德学者发现，生姜汁可预防皮肤癌，抑制癌细胞生长繁殖，有助于人体抗癌保健。

◎ 抗风湿作用

丹麦奥丹斯大学教授奇斯纳说，风湿性关节炎患者连续食姜 3 个月，肿痛症状会大大减少，关节僵硬现象可缓解；日本学者指出，每次吃 1/3 茶匙的姜粉，每日 3 次，坚持吃上一段时间，对风湿性关节炎确有奇效。

此外，生姜口服既能增进食欲，又可刺激口腔和胃黏膜，加速消化液的分泌，对胃黏膜损伤有保护作用；生姜能抑制肠内异常发酵，促进气体排出；姜醇和姜烯酚的混合物能发挥止吐效应；生姜能刺激呼吸中枢、血管运动中枢，促进血液循环和发汗解表；生姜油、姜辣酮有解热、抗炎、镇静、镇痛和抗惊厥等药理作用。生姜中的姜酚还有较强的利胆作用，可防治胆囊炎和胆石症；生姜提取物对四氯化碳所致肝损害有预防和治疗作用。生姜对防治晕动病、治疗妊娠呕吐皆有良效。

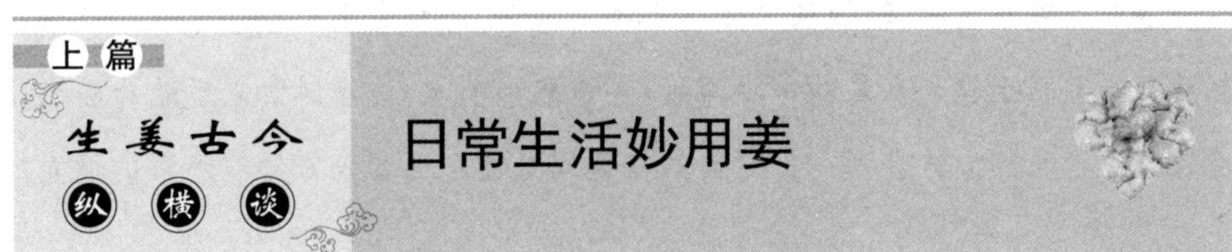

日常生活妙用姜

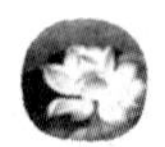

瘦身美容的生姜麻辣浴

用生姜液泡澡是瘦身美容妙法，人们皆称其为“生姜麻辣浴”。生姜麻辣浴在中国一些地区十分盛行，一些爱美的女士们常在深秋和冬季选择这种经济的泡澡方法。

泡生姜浴的方法十分简单，取干生姜捣出汁水后倒入热水中即可。效果为泡出周身微汗出为最佳。因为生姜内含姜辣素，对心脏及血管有刺激作用，可加速血液流动，使身体产生温热的感觉，同时扩张毛孔，促使排汗，带走体内多余的热量，因而有很好的瘦身作用。姜皮亦是消肿排毒减肥的古老宝方。下面二法亦可效仿用之。

◎ **瘦身姜醋浴**

在盛满温水（水温 40 ～ 42℃）的浴缸中放入煮过的生姜、米酒和醋，泡浴时水位不要没过胸口，浸 5 分钟休息 2 分钟，连做 5 次就会大量排汗，能刺激血液循环，除了可收减肥美白之效外，还可以收紧松弛的肌肤，治疗腰酸背痛。每周浸 1 次，每次 30 分钟足已。

◎ **暖身生姜浴**

手脚冰冷，怕冻的朋友们不妨自制个台式生姜浴，浸完包你由头暖到脚。生姜浴的灵魂系生姜精，做法系先将生姜切成薄片，将之晒干或阴干 3 ～ 4 天，然后加水煎煮至原先水量的一半即可，去渣取生姜水。洗澡时加入适量生姜水，冲完澡后您自然能体会到一份“血气畅通周身暖，面容姣好红润添”的惬意。

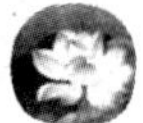

烹鲜制美妙用姜

姜是我们日常用的调味佳品，又是一味很好的益身中药。李时珍说：“姜辛而不荤，去邪辟恶，生啖熟食，醋、酱、糟、盐、蜜煎调和，无不宜之；

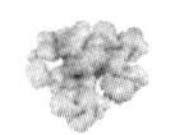

可蔬可和，可果可药，其利博矣，凡早行山行，宜含一块，不犯雾露清湿之气及山岚不正之邪。”在厨房里姜是烹饪做菜的必备之物，不问生拌热炒、素食荤肴，或块或片或丝或丁，均可使食物添香留辣、消除腥膻、更为鲜美宜口，这是由于姜含挥发性姜醇、姜辣素等发挥作用的缘故，从而起到调和百味、开胃驱寒、增进食欲的作用，故姜有“植物味精”之美誉。

姜是驱腥除膻不可缺少的调料，故谚语有“鱼不离姜，肉不离酱”之说。姜是煎鱼、烧鸭、烧蟹、炒肉的重要原料，既可解除鱼、鸭、蟹、肉的膻味，又可增加香味。《红楼梦》第三十八回中即有“持螯更喜桂阴凉，泼醋擂姜兴欲狂”;“酒未敌腥还用菊，性防积冷定须姜”等生动描述。

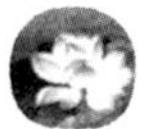

珍品佳肴与生姜

姜以不同的形状入菜，也有相当的讲究：姜块作为各种菜的调味品，可炒、可炖、可焖、可煨、可烧、可煮；姜丝入菜，可炒、可拌；姜米入菜，可炸、可熘、可爆、可炒；姜汁入菜，可做鱼团、肉团、虾团等。我国以姜为原料配以其他食物制成的菜肴也颇具盛名，如北京的子姜鸭块、上海的子姜干丝、武汉的子姜炒子鸡等。下面选择介绍几款美味子姜佳肴，以飨读者。

◎ 酸子姜炒鳝片

[材料]黄鳝 450 克，酸子姜 76 克，酸乔头 6 只(杂货店有售)，红辣椒 2 只，蒜蓉 1 茶匙。腌料：麻油、胡椒粉（一般指白胡椒粉）少许，盐 1/4 茶匙，水 2 汤匙，醋 1/2 汤匙，生粉 1/2 茶匙，糖 1 茶匙，老抽 1/2 茶匙。

[制作方法] ①酸子姜、酸乔头洗净，滴干水切片。加糖 3/4 茶匙腌 30 分钟，

减去酸味。②红辣椒去核，洗净切片。③黄鳝放入将滚之水中，浸一浸立即捞起。用清水冲一冲，刮去潺涎，洗净抹干水。在鳝背斜刀界花，切约半寸长一片，加腌料腌 10 分钟，泡油（因为鳝背较鳝肚的肉厚，所以界花，煮时能配合鳝肚的时间，不至于厚肉的未熟，薄肉的过熟）。④下油 2 汤匙，爆炒红辣椒、酸子姜、酸乔头、蒜蓉，下黄鳝，料酒 1 茶匙。炒数下，加水、醋、胡椒粉、生粉、老抽调成汁，兜匀上碟。

◎ 子姜鸭片

［材料］鸭胸肉 1 块，子姜（嫩姜）1 块，葱 2 根。调味料：①料酒 1 大匙，酱油 1 大匙，淀粉 1 茶匙；②料酒 1 大匙，盐 1/4 茶匙，胡椒粉少许，酱油 2 大匙，糖半大匙，水淀粉半大匙。

［制作方法］①鸭胸肉切薄片，拌入调味料（如料酒、酱油、淀粉），腌 20 分钟，然后过油捞出。②子姜切薄片，葱切小段，用 2 大匙油先炒姜片，再放鸭肉同炒，葱白先加入，再淋调味料（如料酒、盐、胡椒粉、酱油、砂糖、水淀粉等）。同炒匀，起锅前才加入绿色葱段，炒好即盛出。

［注意］子姜的外皮洁白、节少的质地较嫩，直接切片使用即可；色泽较深且节粗的，纤维较多，最好斜切，以减少口感上的粗糙。

◎ 附子生姜狗肉汤

［材料］狗肉 1000 克，熟附子 20 克，生姜 150 克，陈皮、米酒适量。

［制作方法］①狗肉洗净、切块；熟附子、生姜分别用清水洗净，生姜切片，备用。②起油锅，下狗肉炒干水，放入熟附子、生姜及陈皮、米酒等调料，炒片刻铲起，放进砂煲内，加清水适量，武火煮沸后，改用文火煲 3 小时，

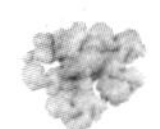

调味供用。

此汤功能温阳散寒、化痰止咳。适用于阳虚咳嗽。症见咳嗽反复发作、迁延难愈，痰多色白清稀、恶寒肢冷、小便清长、舌质淡苔白润、脉沉细。冬季食之尤宜。

◎ 子姜猴头卷

[材料]主料新鲜猴头菇200克。配料：豆腐皮4张，青菜200克，木耳50克，腌过的嫩姜50克。调味料：素高汤2碗，中筋面粉1大匙，酱油2茶匙，白胡椒粉少许，糖1茶匙，淀粉1/2茶匙，沙拉油1茶匙，盐1茶匙。

[制作方法]①将豆腐皮1张切成3小片，木耳洗净切成细丝；腌嫩姜切成细丝；青菜取嫩心部分洗净，以开水加盐1茶匙、沙拉油1茶匙汆烫，捞起围在盘边；中筋面粉加水拌成糊状备用。②猴头菇以开水煮1分钟后，捞起冲凉，切去中间老心，其余切成条状备用。③将炒锅烧热，加1大匙沙拉油，将嫩姜爆香，加木耳丝、猴头菇、酱油（1茶匙）、糖（1/2茶匙）及素高汤（1碗），以中火烧至汤汁收干即可。④上述材料放凉后，用豆腐皮包成小春卷状，在接口处涂蘸少许面糊，入锅炸至呈金黄色、捞出装盘。另在炒锅中加入素高汤（1碗）、酱油（1茶匙）、糖（1/2茶匙）、白胡椒粉（少许），烧至汤汁收干剩一半时，以淀粉（1/2茶匙）和麻油勾芡，淋在盘中间即可。

◎ 当归生姜煲羊肉

[材料]羊肉500克，生姜20克，当归15克。

[制作方法]首先将生姜切成薄片待用，然后将羊肉切成厚片，再将羊肉片用开水焯一下，去掉腥气，再依次将羊肉、当归、生姜放入煲中煲大约1

小时成奶白色后，再将适量盐、味精、鸡精、胡椒粉依次放入，这样，这道具有驱寒滋补功效的药膳就做好了。

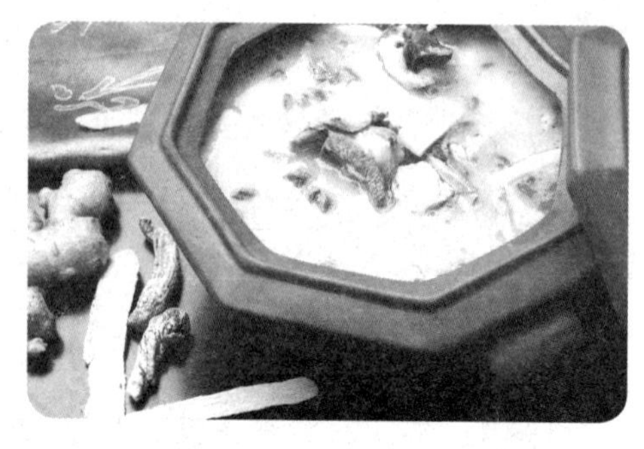

方中羊肉补气养血，温暖脾肾；生姜健胃解表，散热温中，当归补血调经，镇痛安神。是冬季御寒滋补的最佳药膳。

◎ 家常姜汁菠菜

［材料］鲜嫩菠菜1000克，鲜生姜50克，醋45毫升，酱油15毫升，香油35毫升。

［制作方法］①菠菜择洗干净，切3厘米长段。把水烧沸后，将菠菜下锅，待菠菜煮熟，捞在碟中，挤净水分，晾凉备用（菠菜捞出后，要马上晾凉，否则，颜色会变黄）。②姜削净皮，剁细末，加入醋、酱油等调料调匀，浇在菠菜上，拌匀即可。姜汁菠菜堪称补血养肝佳肴。

还有一种子姜炒牛肉丝的吃法，做起来也方便。选两块约300克牛肉，要那种感觉略有点黏手、没有水流出来的、颜色红润的鲜牛肉。进厨房先戴上围裙，把子姜（约50克）放进水里泡一下，开始切牛肉。牛肉要戗着丝切成5毫米细丝（就是跟肉丝成直角下刀，牛肉的纤维较粗，顺肉丝切成的牛肉，不但不易入味，还很难熟透）。牛肉切好后，盛在碗里，加2汤匙料酒，抓匀；再把子姜洗干净，红色的外皮去掉，还要用小刀把姜整个刮一遍，露出子姜鲜嫩的身体，你会有一种迫不及待想吃一口的冲动，扑鼻而来的是辛辣的香味。

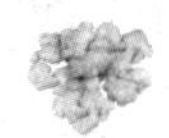

用刀把子姜拍一下（就像拍黄瓜一样），然后切成片；把锅刷干净，上灶，倒油，等油开的时候，把牛肉里的水倒出来，抓把淀粉与牛肉拌匀，油也开始冒烟时，把牛肉下锅，快速翻炒，注意别沾了锅，有5分钟后加一汤匙香醋，炒匀，放入子姜。上下掂几下，姜的味道就出来了，加少许盐，如果你喜欢还可以再加少许红辣椒丝。出锅，装盘。尝一口，滑滑嫩嫩的，还有点辣，口感极好，套用葛优的一句话："从这到这都舒服！"

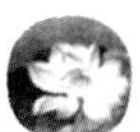

日常美味与生姜

姜除了调味功效以外，有的还将嫩姜做成酱菜；有的姜用糖脯制成糖姜；有的加盐、花椒、醋腌制成酸姜；有的将生姜加盐、糖、柠檬酸、食用红等腌制后晾干，制成口感甜、香、辣、咸、酸的五味姜；有的用糖揉蜜浸渍成甜辣可口的蜜饯姜；还有制成桂花姜、冰姜、油姜、甜酱姜等。《红楼梦》五十二回中记述："天未大明，麝月、晴雯叫醒宝玉，梳洗毕，喝了两口建莲红枣汤，噙了一块法制紫姜，便去贾母处请安道别。"说明清代人即有含化生姜清口、驱寒、健胃、提神的习惯。生姜既是调味佳品，又是鲜食蔬菜，还是一种常用的中药。现介绍几种生姜美味的简易制作方法。

◎ 白糖姜片

选用鲜姜洗净去皮后，切成3～5毫米的薄片。按生姜50份，白糖32份，柠檬酸0.25份备料。先配制与姜片等重的柠檬酸溶液，同姜片一起加热至沸，捞出姜片漂洗干净，滤除杂质后放入姜片再煮，煮至糖液浓厚，滴液成珠时即可停火，把生姜片捞出，撒上白糖粉拌匀，摊晒1～2天或置烘烤炉中，在 40 ～ 50℃下烘 4 小时左右，即可干燥成白糖姜片。

◎ 糖醋嫩姜

选新鲜嫩姜 1000 克洗净去皮，切成 1 毫米的姜片，放入缸中。取 1 份白糖，1 份醋和 1 份酱油，混合煮沸后即为糖醋液，再按糖醋液总重量加入 30% 的食盐，再次煮沸，冷却后倒入姜缸中，以完全淹没姜片为度，姜面上用竹网盖住，并用石块压好，然后密封缸口，腌浸 15 ～ 25 天，即成鲜嫩爽口的糖醋姜片。

◎ 蜜渍生姜

选用新鲜生姜洗净去皮后，切成 1 厘米见方的方块，按 1 份生姜加 4 份水煮开，捞起沥水；再按 1 份生姜加 2 份蜂蜜置于锅内再次煮开，撇去泡沫，即制成甜辣可口的蜜渍生姜。

◎ 多味干姜

把鲜姜洗净去皮，然后一层生姜一层盐装入缸里（每 1000 克生姜加盐 300 克）。再灌入凉开水浸渍 15 天后，捞起晒至八成干，用木槌稍捶一下即可拌料制作。每 1000 克成品的配料为：食糖 100 克，甘草水 100 克，柠檬酸 4 克，苋菜红 0.2 克，然后将姜坯与这些配料混合，搅拌两三遍，装入缸中压实，第 2 天翻动 1 次，第 3 天捞起，晒至干而无皱缩时即可。

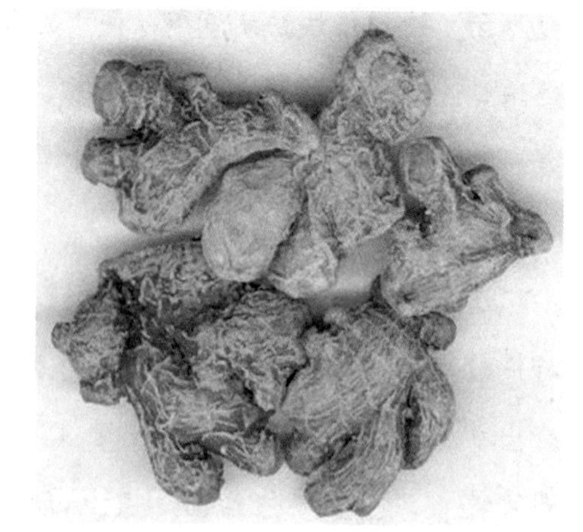

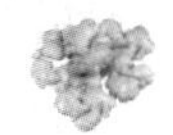

◎ 酱生姜

嫩生姜5000克，酱油1000毫升，盐125克，糖200克，花椒50克，大料50克。将嫩生姜刮去外皮，用清水洗净，沥干水分，用刀轻轻拍打，放入盆中，撒上盐搓揉，腌半天，去掉盐水待用。把酱油、盐、糖、花椒、大料一起放在锅中煮开倒入盆内晾凉。接着取坛一只，将腌好的生姜和冷透的汁液加入坛中，封好坛口，时间约1周后可取出食用。酱生姜甜脆适口，辣中带咸，可做调味品使用。

姜的营养价值也很丰富，100克可食部分含蛋白质1.4克，脂肪0.7克，糖类8.5克，可产热量46千卡，含粗纤维1.0克，灰分1.4克，钙20毫克，磷45毫克，铁7.0毫克，胡萝卜素0.18毫克，维生素B_2 0.04毫克，还含有维生素B_1、烟酸、维生素C等成分。平时吃菜时，多用上几片姜，既可增进食欲，又可增加营养。

姜虽好，但不能多食；过多食用，大量的姜辣素经消化道吸收后由肾排泄，刺激肾，造成口干、喉痛、便秘等症状。另外，腐烂的姜不能吃，因为它会产生一种毒性很大的有机物——黄樟素，能使肝细胞变性，诱发肝癌和食管癌。故旧俗“烂姜不烂味”的说法是错误的，烂姜不能吃。

日常用姜小窍门

◇ 炖鸡、鸭、鱼、肉时，放些姜块同炖；或做鱼丸、肉丸、虾丸，加入姜汁同烹，不仅肉味醇香，还能去腥解膻，增色添鲜。做糖醋鱼时用些姜末，可尝到一种特殊的甜酸味。

◇ 将姜末与醋相拌，用来蘸食清蒸螃蟹，不仅可去腥尝鲜，而且可借助姜的热性平衡螃蟹寒凉伤胃的不良反应。

◇ 煮饭时，取一小块姜放进锅里同煮，不仅饭香好吃，还可保持饭放置两天而无酸味。

◇ 食用松花蛋时，加点姜末和醋，能去掉松花蛋特有的涩味。

◇ 做菜时，用姜末与糖、醋兑汁烹调或凉拌，可使菜肴产生特殊的酸甜味。

◇ 将冷冻的肉类、禽类、海味、河鲜在加热前先用姜汁浸渍，可起到“返鲜”作用。

◇ 保存咸肉、咸鱼时，在其上面撒些姜末，可防止变味。

◇ 煎鱼时，在放油前，先用姜片将锅擦一遍，鱼皮就不粘锅了。

◇ 在腌菜上面加入一些洗净切碎的姜末，再将缸密封 3 ～ 5 天，即可去除白醭。

◇ 在保存的蜂蜜时，加些生姜（按蜂蜜 1000 克加生姜两片的比例）密封置阴凉处，久存不变味。

◇ 将菜籽油 2500 毫升放入锅内，烧热后改中火，投入拍碎的生姜、大蒜各 50 克，葱切段、桂皮、陈皮各 25 克，大料、丁香少许，炸出香味后，放入料酒、白醋各 25 毫升，再烧片刻，捞出调料。经如此处理过的菜籽油，不但去除了原有的异味，而且其味胜似香油，还不易变质。

◇ 切过鱼、肉的刀，有一股腥味，如果用生姜片在刀的两面擦一擦，片刻即可解除腥味；平时用完菜刀后，用姜片擦一下，即可防止生锈。

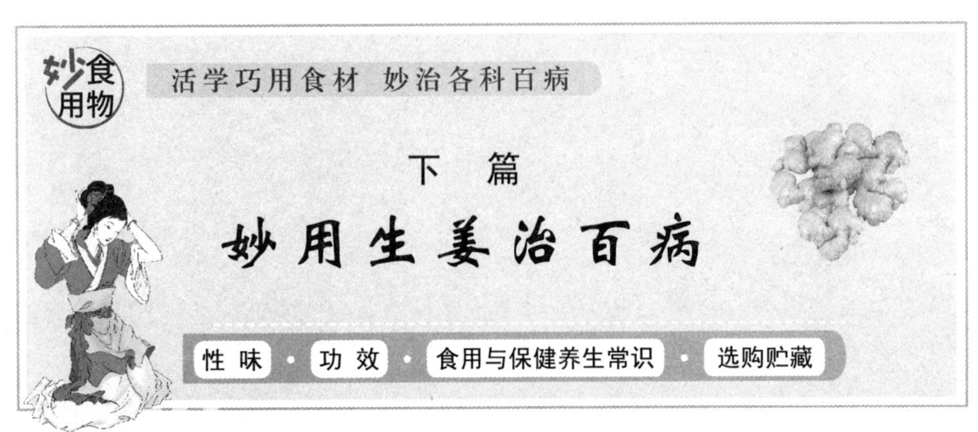

【医家论述】

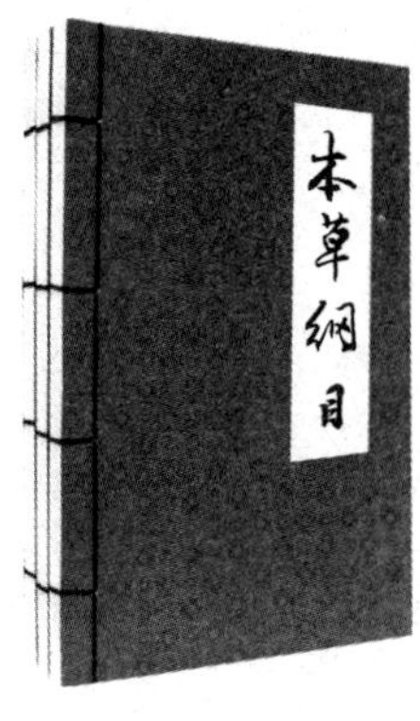

生姜之用有四：制半夏、厚朴之毒，一也；发散风寒，二也；与枣同用，辛温益脾胃元气，温中去湿，三也；与芍药同用，温经散寒，四也。孙真人云，姜为呕家圣药，盖辛以散之。

……人云夜间勿食生姜，令人闭气，何也？曰：生姜辛温主开发。夜则气本收敛，反开发之，则违天道矣。若有病人，则不然也。生姜屑，比之干姜则不热，比之生姜则不湿。以干生姜代干姜者，以其不僭故也。俗言“上床萝卜下床姜”。姜能开胃，萝卜消食也。

——明·李时珍《本草纲目·菜部第二十六卷引李杲》

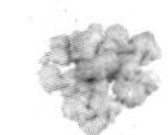

下篇
妙用生姜
治 百 病

妙用生姜防治感冒

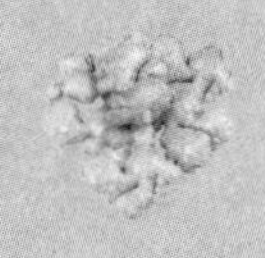

感冒是指感受触冒风邪或流行病毒引起的外感病证，临床表现以鼻塞、流涕、喷嚏、头痛、恶寒、发热、全身不适等为主。四季皆可发病，以冬、春两季为多。

民谚谓："三片生姜一根葱，不怕感冒和伤风"。生姜性温，宜于治风寒感冒。风寒感冒的起因通常是劳累，没休息好，再加上吹风或受凉，一般是在秋冬季发生比较多。其特征性症状为后脑强痛，就是脑后部疼痛，连带脖子转动不灵活；畏寒怕风，通常要穿很多衣服或盖大被子才觉得舒服点；鼻涕是清涕，色白或稍黄。如果鼻塞不流涕，喝点热开水，就开始流清涕，这也属于风寒感冒。如果你细心观察可以见舌苔少或薄白；脉浮紧，浮脉意即是阳气在表，轻取即得。

治疗风寒感冒的关键就是需要出点汗（中医称辛温解表）。发汗有很多方法，包括桑拿、泡脚（最好加点酒或加点盐）、盖上两层被子、喝姜糖水、喝姜粥、饮葱姜汤等。因为生姜是辛温食物，能发汗解表，理肺通气，治疗效果颇佳，往往不服药也能使病情好转。这里发挥作用的是生姜中的两种成分：芳香性的挥发油和辛辣的辛辣素。芳香性的挥发油，能促进血液循环，所以喝了生姜汤以后，觉得全身温暖，有预防和治疗感冒的功能。辛辣素能反射性地增加胃液分泌，具有健胃作用，而且还有调节胃肠功能的作用。

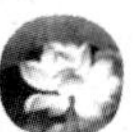 大蒜生姜茶治风寒感冒

◎ 用大蒜、生姜各15克，加水煎汤，加少许红糖饮服。用于风寒感冒（《小病自疗指南》）。

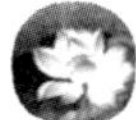 紫苏生姜汤治感冒初起

◎ 紫苏叶30克，生姜9克，加水煎汤服。来源于《本草汇言》。本方取紫苏叶发汗、解表散寒，并用生姜以增强其作用，用于风寒感冒之初期或轻证。

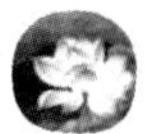 生姜枣汤治感冒鼻塞

◎ 验方1

生姜30克，葱白4段，大枣4枚，加水200毫升烧沸10分钟，趁温热服，盖被出汗。用于感冒之恶寒，鼻塞流涕。

◎ 验方2

四季防感冒，常喝枣姜汤：用大枣10枚，生姜5片煎汤，每晚服用1次。

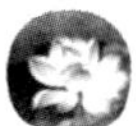 葱豉汤发汗解表

◎ 连须葱白30克，淡豆豉10克，生姜3片，将葱白、淡豆豉、生姜，加水500毫升，煮沸再加红糖煎煮，趁热服下，对于治疗风寒型感冒有很好的效果。适用于外感初起，恶寒发热，无汗，头痛鼻塞者（《孟诜方》）。

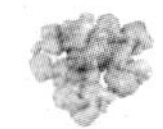

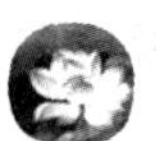

梨子生姜汤治感冒，利咽喉

◎ 梨1个、生姜25克，均切成薄片，加水1碗，煎服，一次喝完，对感冒引起的恶寒发热、咽痒喉痛有很好的治疗效果。

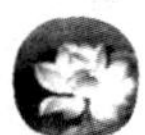

生姜糖醋茶辛温解表

◎ 生姜2片，茶叶3克，红糖10克，食醋3毫升。制法：将上述4味放入茶杯，加沸水冲泡5分钟，温服，每日3次。功能辛温解表，适用于风寒感冒初起，头痛、鼻塞、流清涕。

五神汤治感冒有神功

◎ 生姜10克，茶叶6克，紫苏叶10克，荆芥10克，红糖30克。先以文火煎煮荆芥、紫苏叶、茶叶、生姜，15～20分钟后，加入红糖待溶化即成。每日2次，可随量服用。功效发散风寒，祛风止痛。适用于风寒感冒、畏寒身痛（《惠直堂经验方》）。

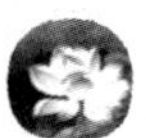

“神仙粥”通治风寒暑湿感冒

◎“神仙粥”方一

糯米150克，生姜5片，加水2碗。放于砂锅内煮一两沸后，加入带须葱白5枚；煮至米熟，再加米醋50毫升，和匀，趁热食粥（或只饮粥汤亦可）。食粥后即覆被而卧，以微汗出为度。此方源自《坚瓠集》，书云：“神仙粥专治感冒风寒暑湿，头痛骨痛，并四时疫气流行等。”该方以糯米补养为君，葱发散为臣，而又以酸醋敛之，共奏扶正祛邪、发汗解表之功。老年体虚，外感风寒、暑湿而致头痛、身痛、鼻塞流涕、咳嗽痰多、恶寒发热等，均可辅以食疗。

◎“神仙粥”方二

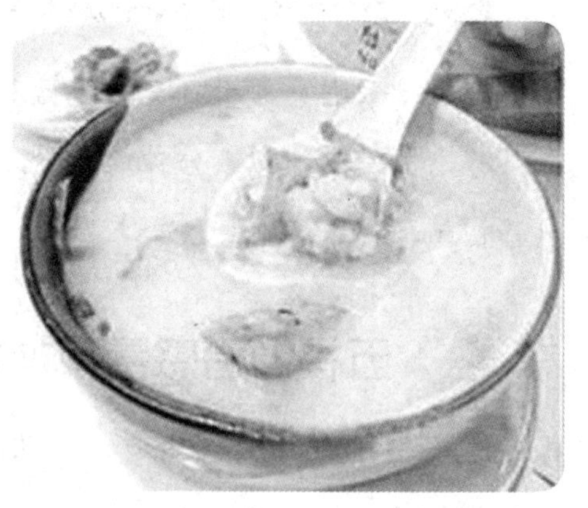

糯米150克，生姜5大片，河水2碗。入砂锅煮两滚，加入带须葱头7～8枚，煮至米烂，入醋少半盅。趁热食之，或只饮粥汤亦效。此方出自《食宪鸿秘》，书中称：“米以补之，葱以散之，醋以收之，三合甚妙。”可治感冒伤风初起之症。

生姜炒米粥治感冒

◎生姜30克，炒米50克。将生姜切成薄片，同炒米加水适量，煮成粥。食用时加油、食盐调味。功效：温中散寒，化寒痰，止咳嗽，健脾胃，下气止呕。适用于风寒感冒、鼻塞流涕、咳嗽稀痰、胃寒呕吐。此方出自广东省中医院《饮食疗法》。方中炒米，即是将大米炒成焦黄而成，味甘、微温，入脾、胃经。功能：补中益气，健脾温胃。唐代孟诜认为大米能“温中益气，补下元”。《日华子本草》说大米能“壮筋骨，补肠胃”。《本草纲目》记载“炒米汤”能“益胃祛湿”。本方四季可用。生姜用前先去皮。

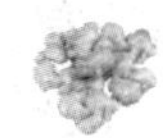

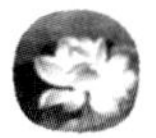 防治流感妙方

◎ 验方 1

生姜片 30 克，青大蒜头 20 克，红糖 50 克，水 700 毫升。上 4 味放入小锅，煎熬约半小时，剩 500 毫升停火，睡前一次温服，连服 3 ～ 6 次。适用于流行性感冒，怕冷，发热，鼻塞，头痛（中医研究院编《常见病验方研究参考资料》）。

◎ 验方 2

生姜 18 克，葛根 30 克，紫苏叶 3 克，甘草 3 克，水煎服，每日 1 剂。感冒流行期间可以作为预防性药物。适用于流感属风寒型，恶寒重、发热轻，头项强痛，肢体关节酸痛者。

◎ 验方 3

升麻 3 克，生姜 3 片，水煎服。适用于流行性感冒（中医研究院编《常见病验方研究参考资料》）。

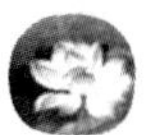 治小儿感冒吐乳

◎ 生姜 2 片，防风 6 克，砂仁 1.5 克，藿香 3 克。水煎，徐徐温服。适用于小儿感冒吐乳。

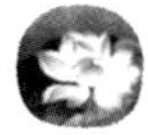 治小儿感冒外用方

◎ 验方 1

柑子叶、生姜、四季葱各等份。用法：上 3 味共捣烂，用香油炒热，搽

于太阳穴。适用于小儿风寒感冒，头痛鼻塞（富仲县《中医验方汇锦》）。

◎ 验方 2

荞麦面、姜汁各若干。用法：用姜汁和荞麦面做成如 1 分硬币大薄饼，贴于小儿囟门。适用于小儿感冒，发热汗不出。

◎ 验方 3

生姜 1 块（约 15 克），萝卜 1 个，葱 1 握。用法：上 3 味同捣烂，炒热后用酒调烹，青布包裹，微熨痛处，冷则更换。本方在前胸后背熨，适用于小儿流感咳嗽、气喘胸闷（中医研究院编《常见病验方研究参考资料》）。

◎ 验方 4

生姜 1 片，葱头 7 个，淡豆豉 7 粒。用法：上 3 味共捣烂，蒸熟，敷在厚纸上（如膏药状），微热贴在小儿囟门上，贴药后有发汗反应。适用于小儿鼻塞不通。

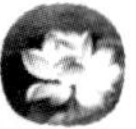 生姜炖鸡蛋治感冒后咳嗽

◎ 将 3 克（2 ～ 3 片）生姜切碎，加鸡蛋（打散）1 枚，盐水（80 ～ 90℃的水，约 50 毫升）用文火炖熟，温服，适用于感冒引起的咳嗽，喉咙有异物感也可用。

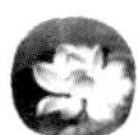 生姜泥贴大椎治感冒

◎ 畏寒发热，咽痒咳嗽，生姜 90 克捣泥，微波炉加热至皮肤能耐受为宜，摊贴于大椎穴（第 7 颈椎棘突下凹陷中），服热粥 1 碗，加热水袋保温仰卧，

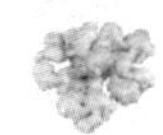

盖被取微汗，续热敷40分钟，避风2小时。

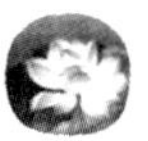 擦姜汁治感冒发热

◎ 鲜生姜数块，洗净捣烂取汁，用药棉蘸汁擦前额，使局部有发热感，每日2次，体温高时擦曲池、风池穴。适用于感冒发热、头痛等。

注：曲池穴位于肘部，寻找穴位时曲肘，肘横纹外侧端处，即肱骨外上髁内缘凹陷处。

风池穴位于后颈部，后头骨下，两条大筋外缘陷窝中，相当于耳垂齐平。或当枕骨之下，与风府穴相平，胸锁乳突肌与斜方肌上端之间的凹陷处即是。

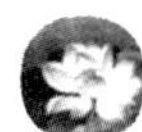 生姜敷脐治感冒

◎ 验方1

生姜、带须葱白、豆豉各6克，食盐1克。将小葱切碎，生姜捣融，淡豆豉研成细末，然后和食盐混合均匀，在锅内炒热用布包裹，趁热熨脐上，外用绷带包扎固定，药冷则重新炒热，再继续熨，以汗出为度，每日2～3次。中医学认为，此法“可散风寒，理积滞。兼治二便不通”。或在药中上滴入红花油效果更佳。风寒感冒时辅助治疗。

◎ 验方2

生姜2片，紫苏叶、杏仁、白芷各15克，葱白（连须）5根，蜂蜜、萝卜汁各适量。先将紫苏叶、葱白和生姜捣烂如泥，再将杏仁、白芷共研成极细末，加入紫苏叶泥中调匀，再取蜂蜜和萝卜汁加入，调和成膏状备用。用时取药

膏如蚕豆大，捏成圆形药团，贴入脐内，外盖以纱布，胶布固定，每日换药1次，贴药后，嘱患者覆被而卧，令发微汗，汗后即收效。

◎ 验方3

生姜切片6克，青葱切段6克，雄黄、朱砂各1克，玄明粉30克，先将前面3味混合研成细末，再将生葱白、生姜片捣烂绞汁和入药末拌匀，再加鸭蛋清适量调匀如厚糊，备用。用时将药糊适量涂敷入脐中，以纱布盖上，再以宽布带束紧固定。每日换药1次，至病愈为度。本方清热定惊，发表祛邪。适用于小儿感冒高热不退，面紫唇青，时发惊搐者。

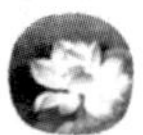

生姜足疗防治感冒

◎生姜汁足浴

生姜100克。将生姜用水煎煮，取汁。把姜汁放入热水盆中，浸泡双足。每日2次，每次15分钟即可。生姜有解表、发汗、散寒之效。用生姜浴足，能使全身气血流畅、腠理疏通、毛窍开放，促进血液循环，从而能发汗退热。本方主治风寒感冒。

◎姜汁药末贴足心

鲜生姜50克，速效感冒胶囊4粒，麝香止痛膏半张。生姜绞取汁，将速效感冒胶囊内粉末与姜汁混合调匀，分为两等份。每次取1份药末，涂擦于双足心涌泉穴，等待数分钟，再将麝香止痛膏敷于药末上，并于药膏上按摩1～2分钟。功效：祛邪解表，舒筋活络。主治风寒、风热感冒，混合型感冒，对感冒初起者效果尤佳。

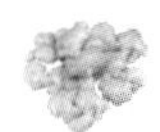

下篇

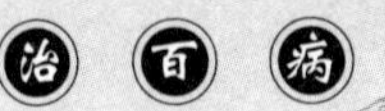

妙用生姜

治 百 病

妙用生姜治咳喘

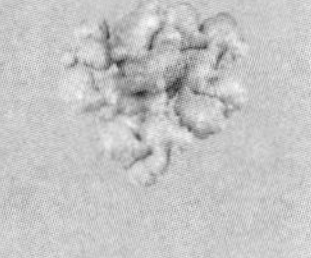

咳嗽是指肺气上逆作声，咳出痰液的病证。咳嗽有寒热虚实之分，风寒犯肺，早期咽痒作咳而咳嗽声重，气急，咳痰清稀、呈泡沫状，或鼻塞流清涕，苔薄白；若从热化，则痰和鼻涕由白转黄；风热犯肺，常见咳嗽痰黄而稠，气粗，或咽痛，口渴，或流黄涕，苔薄黄；燥邪伤肺，则干咳无痰或少痰，鼻咽干燥，舌红干、少津，脉数；痰湿蕴肺，则咳声重浊，胸闷气憋，痰多、色白黏稠，舌苔白腻，脉濡滑；肺有痰热，则咳痰黄稠，胸闷气促，舌苔黄腻，脉滑数；肝火犯肺，则气逆咳嗽，咳引胁痛，苔黄、少津，脉弦数；肺阴亏耗，则干咳无痰，或见咯血，舌红少苔，脉细数。

多种疾病都可引起咳嗽。外感引起的咳嗽、咳痰大多伴有发热、头痛、恶寒等，起病较急，病程较短；内伤所致咳嗽，一般无外感症状，起病慢，病程长，多见于慢性支气管炎和肺结核。

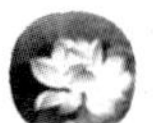

治支气管炎咳嗽

◎ 验方 1

干姜 5 克，白萝卜片 100 克，梨片 100 克。水煎随意服，治支气管炎咳嗽。

◎ 验方 2

取萝卜汁 1 杯，约 100 毫升，加生姜汁 3 滴，和匀炖温服，治慢性支气管炎或小儿咳嗽（中医研究院编《常见病验方研究参考资料》）。

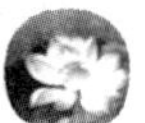 生姜核桃丸治慢性支气管炎咳喘

◎ 生姜、核桃仁、杏仁各 50 克，地龙（蚯蚓）、麻黄、百合各 21 克，共研末，炼蜜制成 54 丸，每次服 1 丸，每日 3 次，18 天为 1 个疗程。适用于慢性气管炎，肺肾两虚，久咳久喘，胸闷痰多。

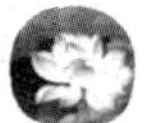 核桃肉生姜煎治痰饮咳嗽

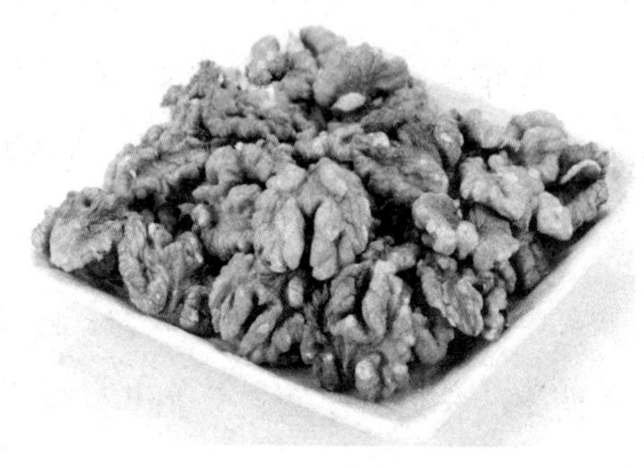

◎ 核桃肉 15 克，生姜 3 片，水适量，共煎汤服。本方具有固肾敛肺、消痰止咳、祛寒之功。适用于肺肾不足之痰饮咳嗽、喘息诸症。用核桃肉与生姜配合治疗咳嗽，《本草述钩元》曾做这样介绍："消痰止嗽，用核桃肉 3 颗，生姜 3 片，卧时嚼服，呷汤两三口，再嚼桃、姜如前数，即静卧必愈。"

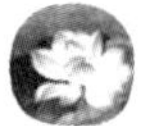 姜苏杏仁饮治寒性咳喘

◎ 生姜、紫苏、杏仁、红糖各 10 克。将紫苏（全草）与杏仁捣成泥，生姜切片共煎，取汁去渣，调入红糖再稍煮片刻，令其溶化，分 2 ～ 3 次饮用。

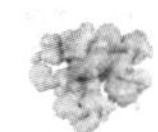

本方散风寒，止咳嗽，适用于外感风寒引起的咳嗽（《中国民间本草偏方大全》）。

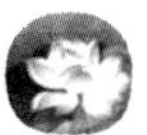 治慢性支气管炎咳嗽、哮喘

◎ 验方 1

慢性支气管炎咳嗽，民间用生姜 10 克，白萝卜 250 克，红糖 30 克，煎水服用。

◎ 验方 2

将 10 克生姜捣碎，加适量蜂蜜，饭后用开水冲服。

◎ 验方 3

哮喘，用生姜 15 克切碎，加入鸡蛋 1 枚，调匀，炒熟食用（中医研究院编《常见病验方研究参考资料》）。

◎ 验方 4

干姜 6 克，五味子 4.5 克，细辛 3 克，水煎服。适用于咳喘属寒者。

【按】以上单方，只适用于寒性的咳喘病人。寒性咳喘的鉴别主要看痰的颜色，痰多、色白、清稀，或咳吐稀涎样泡沫痰，舌苔色白。

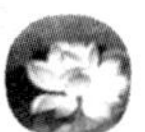 姜夏芫荽止咳散温肺止咳

◎ 干姜 30 克，半夏 30 克，芫荽子（炒）120 克。以上 3 味，共为细面，每服 9 克，每日 3 次，饭后开水冲服。功能温肺止咳。适用于咳嗽，秋冬天寒发作（《民间治病绝招大全》）。

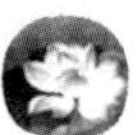 姜汁秋梨膏治虚劳咳嗽

◎ 秋梨 20 个，大枣 1000 克，鲜藕 1500 克，鲜姜 300 克，冰糖 400 克，蜂蜜适量。制法与用法：先将梨、枣、藕、姜砸烂取汁，加热熬膏，下冰糖溶化后，再下蜂蜜收膏。分早、晚服食，每次 1 茶匙。本方清肺降火，止咳化痰，润燥生津。适用于虚劳咳嗽，口干津亏，虚烦口渴（《中国民间本草偏方大全》）。

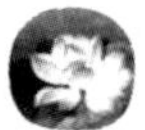 盖菜姜汤祛痰止咳

◎ 鲜盖菜 80 克，鲜姜 10 克，盐少许。将盖菜洗净后切成小块，生姜切片，加清水 4 碗煎至 2 碗，以食盐调味。每日分 2 次服，连用 3 日见效。本方宣肺止咳，疏风散寒。适用于风寒咳嗽，伴头痛、鼻塞、四肢酸痛等。

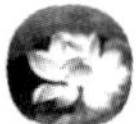 生姜夹柿饼敛肺止咳

◎ 生姜 3 ～ 6 克，柿饼 1 个。生姜洗净去皮，切成碎末；柿饼洗净，横切成 2 片，将生姜碎末夹在柿饼内，以文火焙熟。去姜吃柿饼，或同吃，均可。功效：化痰止咳，敛肺气。适用于久咳不愈，慢性支气管炎咳嗽，小儿百日咳等（广东省中医院《饮食疗法》）。

方中柿饼是柿科植物柿的果实，经加工而成的饼状食品。性味甘、涩，平，入肺、大肠经。含鞣质、瓜氨酸、碘等。功能：润肺，涩肠，止血。《日华子本草》说它能“润声喉，杀虫”。《本草通玄》认为它可以“止胃热口干，润心肺，消痰”。

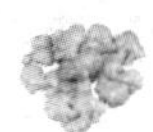

《本草纲目》记载“柿乃脾、肺血分之果也，其味甘而气平，性涩而能收，故有健脾涩肠，治嗽止血之功”。本方适用于虚寒性咳嗽，特别是寒痰者。对风热咳嗽、咽痛痰黄者不适宜。本方多用于冬、春季。

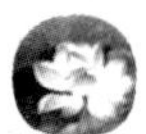 理饮汤治痰饮咳喘

◎ 理饮汤原方

干姜五钱（15克），于术四钱（12克），桂枝尖二钱（6克），炙甘草二钱（6克），茯苓片二钱（6克），橘红二钱（6克），川厚朴钱半（4.5克）。此方治心肺阳虚，致脾湿不升，胃郁不降，饮食不能运化精微，变为饮邪者，如满闷，短气，喘促，咳吐黏涎，郁而作热，身热，耳聋，脉弦迟细弱等。

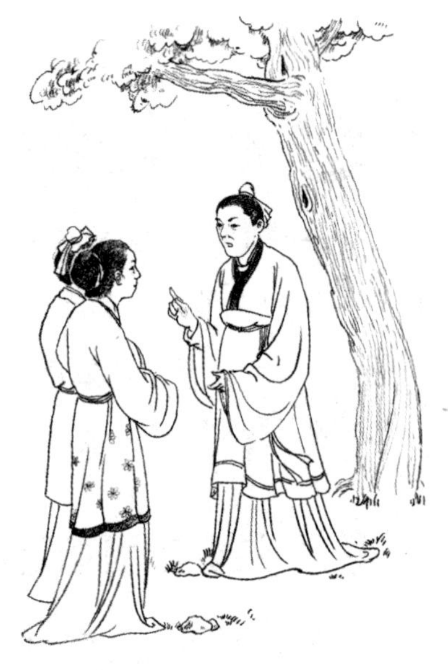

理饮汤为清代名医张锡纯（1860—1933年）所创，在他所著的《医学衷中参西录》一书中，附有五则医案。如：某四十岁妇人，胸中常常满闷发热，旬日之内，必大喘一两日。既往所请医生皆用清火理气之药，初服稍效，久服转增剧。后来请张锡纯诊治，他切其脉“沉细几不可见”，故用理饮汤治之。服之一剂，心中热去，数剂后转为凉甚。遂去白芍，连服二十余剂，胸次豁然，喘不再发。

还有一位年近五旬的老妇人，常觉短气，饮食减少。屡次请医调治，有

的投以宣通之剂，有的投以升散之药，有的则投以健脾补胃，兼理气之品，皆分毫无效。日复一日，老妇人渐至饮食日减，羸弱不起，奄奄一息，家人都以为是不治之症了。有一天，闻张锡纯在邻村为人治病，即请来家中。张氏诊其脉弦细欲无，又察其频吐稀涎，询其心中，知胃口似有物堵塞，气难上达，断为寒饮凝结之证。遂投以理饮汤并重用干姜至七钱（21克），连服三剂即觉胃口开通，但仍感呼吸无力，故在二诊方中加生黄芪三钱（9克），连服十余剂，而病体豁然。

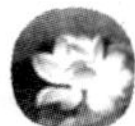 杏仁姜枣粥治咳喘痰多

◎生姜10克，杏仁21粒，大枣7枚，桑白皮12克。杏仁去皮尖研泥状，调入牛奶30毫升，绞取汁液；大枣去核，桑白皮、生姜、大枣共同水煎取汁，以药汁对入粳米煮粥，临熟时入杏仁汁，再稍煮即成。一日分数次食。功能止咳平喘。适用于治咳嗽、喘息、痰多。

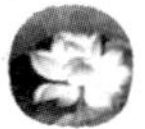 生姜半夏散治哮喘

◎生姜250克，半夏120克，白矾60克，黑糖250克。制法：先将半夏、白矾分别研为极细末；再将生姜切片，放在蒸笼里，上面撒半夏、白矾药末，文火蒸之。蒸的过程中使药末渗透于生姜内，渗完再撒再蒸，如此八九次，将药面撒完为止。将已蒸过的生姜药末晾干，研成细末，用黑糖和匀，备用。用法：早、晚各服6克，待愈为止。5岁以下患儿每次服0.6～1.5克（中医研究院编《常见病验方研究参考资料》）。

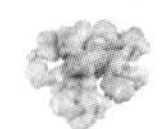

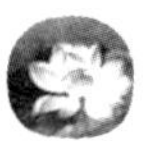 黑芝麻姜汁蜜治老年哮喘

◎ 黑芝麻 250 克，生姜、白蜜、冰糖各 120 克。制法：先将黑芝麻炒香，生姜捣汁去渣；接着将生姜汁与黑芝麻拌匀再炒，冷却后研碎。再将白蜜蒸熟，冰糖捣碎蒸溶与白蜜混合调匀，与姜汁芝麻反复搅拌均匀后，储瓷瓶备用。用法：每日早、晚各服 1 茶匙（中医研究院编《常见病验方研究参考资料》）。

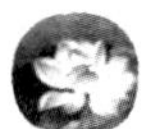 姜汁牛肺饭治老年慢性支气管炎

◎ 每次用牛肺 150 ～ 200 克，糯米适量，文火焗饭，饭熟后加入生姜汁 10 ～ 15 毫升，拌匀，调味食用。功效：祛寒痰，补肺，暖脾胃。适用于老年人寒咳日久不愈、慢性支气管炎等。《本草汇言》说姜汁能“治冷痰嗽”；梁·陶弘景说它“去痰下气”。牛肺，《本草蒙筌》说它能“止咳逆”；《本草拾遗》言能“补肺”。糯米，《本草纲目》说能“温肺暖脾”。 故本方宜于老年人慢性支气管炎患者冬春寒冷季节食用。但热咳痰黄稠者不宜用（广东省中医院《饮食疗法》）。

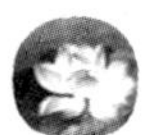 姜汁猪肺汤治老年慢性支气管炎

◎ 每次用猪肺 250 克切块，挤洗干净，北杏仁（研碎）6 克，水适量，煮汤。汤将好时冲入姜汁 1 汤匙，加食盐少许调味，饮汤食猪肺。方中猪肺善补肺，《本草纲目》说它“疗肺虚咳嗽，嗽血”。北杏仁化痰止咳定喘，加入姜汁“益脾胃，散风寒”。故本方适用于老年慢性支气管炎咳嗽、肠燥便秘等。注意：

本方虽四季可用，但北杏用量不要太大，不然引起中毒（广东省中医院《饮食疗法》）。

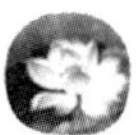 治老年人咳嗽简便方

◎ 验方 1

姜汁冲蜜糖：姜汁半匙，蜜糖1匙，温开水冲服。本方和胃润肺，消痰止咳，祛寒功效。民间常用于治疗老年人慢性咳嗽，或燥咳寒咳等。关于姜与蜜糖治疗咳嗽，《本草纲目》有“久咳，可用生姜与蜜煮食”的记载（《新中医》1982年第11期）。

◎ 验方 2

生姜汁半杯（30毫升），猪肺1个，剪开气管，清洗后放锅中加水煮沸，再洗净；将蜜糖120克，杏仁49粒，放入猪肺内，共煮熟，食之。此方补益肺脾，止咳化痰，适宜于老年人虚证咳喘，痰色白、稀薄者。

◎ 验方 3

生姜15克，杏仁10克，核桃仁10克。先将生姜煎汤，再将杏仁、核桃仁捣烂，用蜂蜜拌匀，制成丸子如弹子大，姜汤送下。此方温肾纳气，止咳平喘，适用于老年慢性支气管炎咳喘。

◎ 验方 4

生姜汁150克，黑砂糖120克，水煎20沸，每次半匙，渐渐咽下。适用于老年人寒性咳嗽。

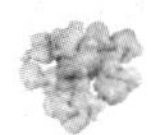

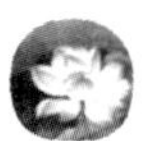 姜蚕散治老年支气管哮喘

◎ 生姜120克，僵蚕5条。生姜捣碎取汁，将僵蚕浸姜汁中3日，晒干后，瓦上焙脆，和入细茶末15克，共研细末。每次2克，每日2次，开水送服。本方适用于老年人支气管哮喘（《小病自疗指南》）。

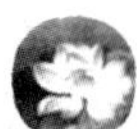 治老年人咳嗽日轻夜重

◎ 核桃3枚，生姜3片，每晚临睡前将核桃仁取出，用核桃仁夹住生姜片吃，此法适用于老年人咳嗽日轻夜重者食用。中医学认为，核桃仁味甘，性温，能补肾助阳，补肺敛肺，镇咳祛痰，润肠通便，可用于肺肾两虚型咳嗽、肠燥便秘、肾虚腰痛、小便不利等病症的治疗。明代李时珍所著《本草纲目》记述，核桃仁有“补气养血，润燥化痰，益命门，利三焦，温肺润肠，治虚寒喘咳，腰脚重痛，心腹疝痛，血痢肠风”等功效。生姜味甘辛，性温，具有散寒发汗、温胃止吐、温肺止咳的作用。因此，核桃加生姜可治疗慢性支气管炎，但只适用于虚寒型咳嗽，这是因为核桃和生姜都是温性的，痰火积热、阴虚火旺而致咳喘者不宜食用。

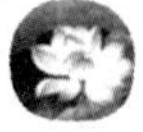 治老年人虚证咳喘

◎ 验方1

蜂蜜、姜汁各200毫升，白萝卜汁、梨汁、人乳各400毫升，共煎。煮成膏状。早、晚各饮1次，每次10毫升，开水冲服。适用于老年人虚

劳咳嗽。

◎ 验方 2

核桃姜丸：鲜生姜、核桃肉、炒杏仁各 300 克，白蜜 100 毫升。将核桃肉、生姜各去皮，捣烂如膏状。白蜜以火加热、炼浓，倒入捣烂的核桃肉、生姜，调和均匀，出锅，待冷后，制如梧桐子大小的丸子，每晚睡前服 1 丸。本丸具有止咳平喘之功效，用于老年人久嗽不能平卧，或气促难卧之病症（《民间治病绝招大全》）。

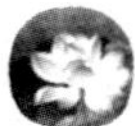 治老年慢性支气管炎

◎ 干姜 15 克，制附片 10 克，北五味子 10 克。用法：水煎服，每日 1 剂。7 剂为 1 个疗程。功效：温补脾肾。适用于老年人慢性支气管炎，气喘，面青唇紫，呼多吸少，痰白清稀，四肢冷，舌淡微胖（《福建中医药》1992 年第 5 期）。

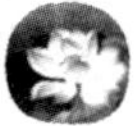 治慢性阻塞性肺气肿

◎ 干姜 9 克，茯苓 12 克，五味子 9 克，细辛 6 克，甘草 6 克。用法：上 5 味加水 1200 毫升，煮取 800 毫升，去渣。分 3 次温服，每日 1 剂。功效：温肺化饮。适用于肺气肿，属寒饮内停，咳喘，胸膈不快，咳痰量多，质稀多泡沫，舌淡、苔白滑等。方中干姜对呼吸和代谢有良好的影响；细辛有解热、镇痛、镇咳等作用；五味子有止咳、祛痰功效（《中药方剂通释》）。

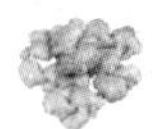

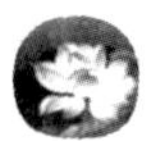 治小儿咳嗽良方

◎ **杏麻姜蜜饮**

芝麻1匙，杏仁6克，生姜1片。用法：将芝麻炒熟研细，加杏仁、生姜同煎，服时加适量蜂蜜。适用于小儿咳嗽。按注：一方用杏仁、冰糖（《民间便验方荟萃》）。

◎ **萝卜姜陈汤**

萝卜1个，白胡椒5粒，生姜10克，陈皮3克，冰糖30克。用法：将萝卜洗净切片，放入胡椒、生姜、陈皮一同煮汤，然后加入冰糖，吃萝卜喝汤。每日1次，连服3～4日。适用于小儿支气管炎（《药膳治百病》）。

姜汁背心治咳喘

◎ 姜汁背心祛风寒，治咳喘：取鲜生姜5000克，捣碎，纱布包，榨取姜汁，以姜汁浸棉花，晒干，做成背心。令患者穿之，日夜护住胸背，或每天使用8小时以上。姜汁背心能散寒解表，适用于风寒咳嗽、哮喘。

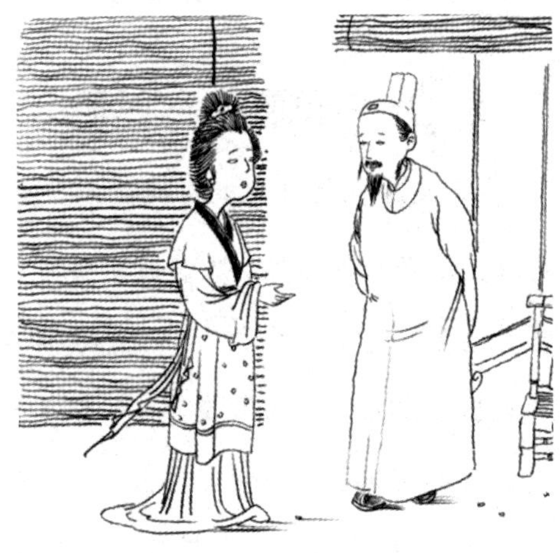

【按】清代名医吴鞠通，温病四大家之一。他在《温病条辨》亦载有姜汁背心治咳喘法：有一老妇，多年顽固哮喘，入冬症重，多治不效，求吴

鞠通施诊。吴鞠通嘱其以生姜五斤捣汁，浸内衣使透，复于烈日下晒干，贴身穿上，自立冬起，每九日一换，至冬尽春来，症大减，神清息畅；次年冬天如法炮制再用一次，顽症告愈。生姜辛温，发表散寒祛风，化痰缓痉止哮。老妇体弱，服药难进，以姜汁浸内衣，让药效透皮作用肌肤渗达脏腑，搜剔肺肾伏邪，兴奋呼吸中枢，扩张上呼吸道血管，使血循环改善，促支气管排痰解痉，药廉法奇，竟收异效。至今，在民间还流传着姜汁背心和用干姜配制的咳喘背心的外治方法。

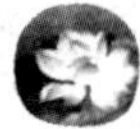 咳喘背心疗“慢支”

◎ 药用干姜 10 克，白檀香 5 克，麻黄、细辛、生白芥子、桂枝、紫菀、款冬花、苍术各 10 克，鹅不食草、艾叶各 20 克。上药共研为粗末，艾叶捣绒，铺掺于棉花中间，用布缝制成背心。凡患有慢性支气管炎、肺气肿者，常由感冒诱发，缠绵难愈。故在缓解期宜穿此背心，能起到防治结合的作用。

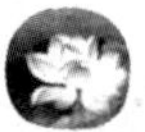 冬病夏治疗咳喘

◎ 冬病夏治妙用姜汁咳喘膏：炙白芥子、延胡索各 21 克，甘遂、细辛各 12 克，四药共研细末，以生姜汁调成稠膏状，每年夏季三伏天使用，初伏、中伏、末伏各敷 1 次，连续贴 3 年。每次膏药适量，敷于双侧肺俞、风门、定喘穴位上，外以医用纱布、胶布固定，一般贴 1.5 ～ 2 小时后取下，用温水洗净局部（《小病自疗指南》）。

［注］肺俞穴：位于背部，当第 3 胸椎棘突下，左右旁开二指宽处。

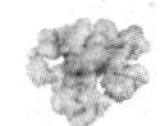

风门穴：在第 2 胸椎棘突下旁开 1.5 寸。

定喘穴：患者俯卧位或正坐低头，穴位位于后正中线上，第 7 颈椎棘突下定大椎穴，旁开 0.5 寸处。

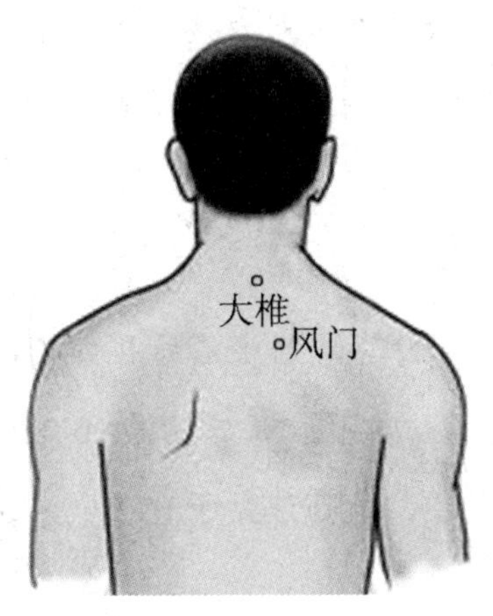

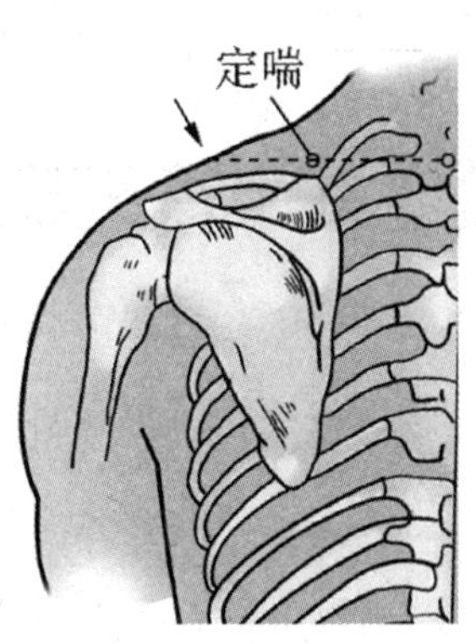

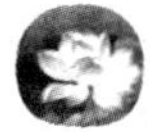 治咳喘外用妙方

◎ 验方 1

麻黄 60 克，胡椒 20 粒，老姜 15 克，共研细末，以白干酒调面粉，再烙成饼，贴背心，治冬季久咳，遇寒即发或加剧者（中医研究院编《常见病验方研究参考资料》）。

◎ 验方 2

生姜 50 克，葱白 12 根，艾叶 30 克（鲜品加倍），石菖蒲 20 克（鲜品加倍）。上药切碎捣烂，炒热后布包，从胸背向下熨。主治咳嗽喘促（中医研究院编《常见病验方研究参考资料》）。

◎ 验方 3

取双侧肺俞穴，将干姜、附片、肉桂各 20 克，山柰 10 克，共研细末，先用拇指按摩穴位 30 秒，使局部潮红，再将上药末一小撮置于穴位上固定，隔日 1 次，10 次为 1 个疗程。适用于支气管炎风寒束肺及痰湿渍肺型，症状表现为咳嗽胸闷，咳色白清稀痰液，或痰白量多（《中药外用治百病》）。

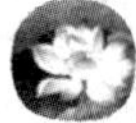 生姜芥子酒治支气管哮喘

◎ 生姜 30 克切细，捣烂绞汁，同白芥子 9 克，加烧酒研和如糊，以纱布包裹棉球蘸药糊，擦揉肺俞、大椎、膻中 3 个穴位，每穴擦揉 10 分钟，以局部灼热为度。或以纱布二层，剪似棋子大小，蘸药液贴于这 3 个穴位 1 小时左右，则取去，以不起疱为度。

［注］肺俞穴（同上）。

大椎穴：位于颈部下端，第 7 颈椎棘突下凹陷处。

膻中穴：在体前正中线，两乳头连线之中点。

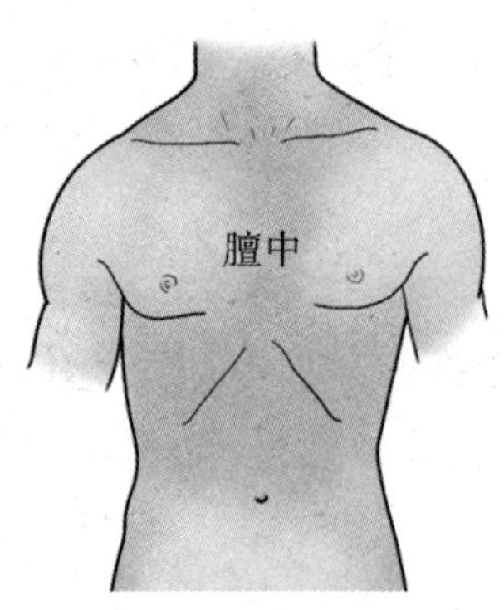

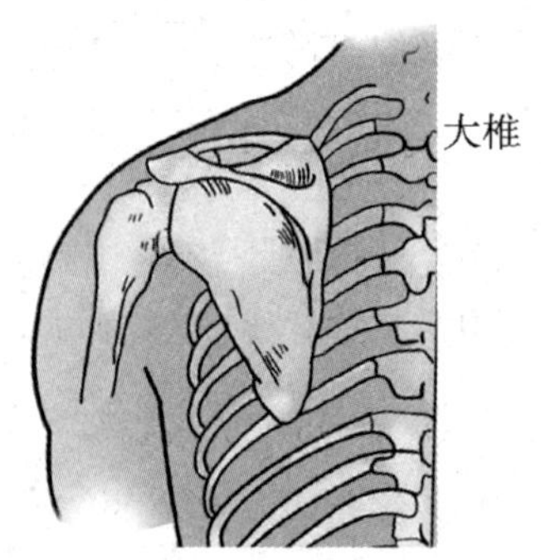

下篇

妙用生姜

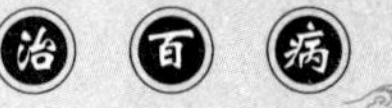

妙用生姜治腹痛

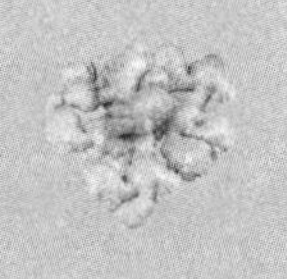

腹痛平常也称“肚子痛”，是指胃脘以下，耻骨毛际以上发生疼痛的部位而言。

中医学认为“不通则痛”。无论何种原因引起的“不通”，皆可致痛。腹腔内的所有脏器，因六淫外感，内外损伤，虫、食、石、粪阻滞，气滞血瘀，或气血亏虚等所导致的各种急慢性病变，都有可能产生腹痛。中医辨证主要有以下几种证型。

◎ 寒邪腹痛

腹痛急暴，得温痛减，遇冷更甚，口和不渴，小便清利，或有泄泻，苔白润，脉沉紧。治宜温中散寒、理气止痛。

◎ 实热腹痛

腹痛拒按，胀满不舒，大便秘结，烦渴引饮，舌苔焦黄，脉洪数或沉实。治宜清热泻火、攻下里实。

◎ 湿热腹痛

腹痛不适，胸闷不舒，身热口苦，肢体困重，纳呆恶心，大便秘结或溏滞不爽，小便短赤，舌质红，苔黄腻，脉濡数。治疗原则是清热化湿行滞。

◎ 食积腹痛

腹部胀满，疼痛拒按，纳呆恶食，嗳腐吞酸，或痛而欲泻，泻后痛减，矢气臭如败卵，舌苔浊或腻，脉沉滑有力。治以消食导滞为主。

◎ 气滞腹痛

腹胀疼痛，痛处游走或攻窜不定，肠鸣有声，得嗳气或矢气则疼痛减轻，脉弦。治疗可用理气止痛法。

◎ 瘀血腹痛

腹痛经久不愈，疼痛较剧，痛如针刺，痛处固定不移，或可触及包块，舌质青紫，脉涩。活血化瘀、通络止痛。

◎ 虫积腹痛

绕脐腹痛，时作时止，按之腹软，或可触及条索状虫团，胃脘嘈杂，或嗜食、吐涎，甚者吐蛔。治疗方法是安蛔止痛。

◎ 虚寒腹痛

腹痛绵绵，时作时止，喜热恶冷，痛时喜按，饥饿劳累后更甚，得食或休息后稍减，大便溏薄，神疲乏力，畏冷肢凉、舌淡，苔白，脉沉细无力。治宜温补脾胃，缓急止痛。

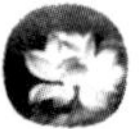

治寒邪腹痛方

◎ 验方 1

生姜 15 克，吴茱萸 9 克。用法：吴茱萸研为细末，煎生姜汤送服。适用于寒性腹痛。

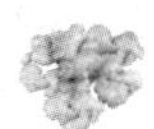

◎ 验方 2

生姜、葱白各等量。用法：共捣烂，热酒冲服，或敷脐部。适用于寒性腹痛。

◎ 验方 3

大蒜（捣烂）、生姜各 6 克，砂糖 12 克，共研细末，吃下后再喝开水。

◎ 验方 4

青盐 9 克，炮姜 15 克。用法：共研细末，每服 6 克，开水冲服。

◎ 验方 5

盐姜散：生姜不拘多少，捣汁并称其重量，再取等量食盐，放在锅内炒至略呈红色；将姜汁徐徐加入，至姜汁炒干为止，然后取出研末，即成。服法：每次 1.5 ～ 3.0 克，每日 2 次，开水送服（中医研究院编《常见病验方研究参考资料》）。

◎ 验方 6

生姜 100 克，洗净，切细丝，浸在 250 毫升醋中，密闭储存备用。每日空腹服 10 毫升。治胃寒腹痛。

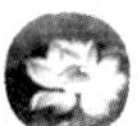

治寒凝腹痛外用方

◎ 验方 1

连须葱头适量，加生姜汁共捣烂，做成小饼，贴脐上，用艾条灸。

◎ 验方 2

生姜、葱白连须不拘量，洗净杵烂微炒，趁热敷于痛处。治腹痛及关节肌肉痛。

◎ 验方 3

食盐 500 克，生姜、大葱各 60 克，共炒热包裹痛处。

◎ 验方 4

吴茱萸、生姜各 12 克。上药共捣成球状，摊敷脐上，顷刻腹鸣气通，将药除去。

◎ 验方 5

姜渣 250 克，上锅炒热，布包，由上至下，由左至右，遍熨腹部，冷则易之。适用于寒邪或气滞腹痛。

◎ 验方 6

生姜、羌活各 30 克，葱白 10 根，上三味和麦炒熟，熨脐腹上，冷则再炒换。本方具有祛寒邪，通经络，止疼痛作用。

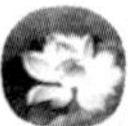 治气滞腹痛内服方

◎ 验方 1

生姜 36 克，杏仁 12 克，水煎服。适用于气滞腹痛。

◎ 验方 2

姜汁 10 毫升，远志 15 克。将远志放锅中，加入姜汁，用小火拌炒至干。再将姜、远志加水煎取药汁，顿服。转矢气（矢气，指肛门排气）后腹痛即缓。

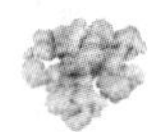

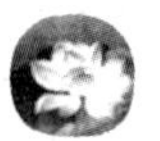

治气滞腹痛热熨法

◎ 验方 1

莱菔子 120 克，生姜 60 克，连须葱白 500 克。用法：将莱菔子研碎，再与生姜、葱白共捣烂，加酒炒，布包熨腹部。一般先由上而下，由右至左，冷则易之。功能：理气止痛。适用于气滞腹痛（《中医内科急症证治》）。

◎ 验方 2

生姜 250 克，生姜切碎分作 2 份，先取一份炒热，布包熨脐，凉则换另一包，一方以生姜煎汤去渣，让患者用姜汤洗脐及脐周。本方主要有温通行气、消胀之功。适用于腹满腹胀。

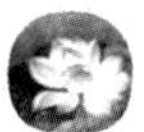

治顽固性腹胀、腹痛

◎ 干姜 8 克，胡椒、乌药各 5 克，木香 2 克，吴茱萸 10 克，小茴香 10 克。将上药烘干研为细末，装瓶备用。用时取药末适量，加入食醋调成糊状，以脐为中心，将药摊开，药上加盖纱布或塑料布后，放置热水袋热敷，用药 10 分钟后，稍加按摩腹部，以协助肠之蠕动排气，敷药时间一般持续 4 ～ 6 小时，此间如敷药干燥，可用醋调后再继续使用本方散寒理气，除胀止痛之效。

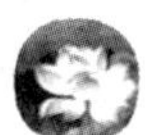

治肠胃胀气引起的腹痛

◎ 干姜、高良姜各 45 克，荜茇 25 克，枳实 12 克。各药共研为细末，加酒适量拌炒，分装数袋，趁热敷熨于脐周、中脘、气海、涌泉等穴。本方既达健脾助运之效，又奏宽肠消胀之功。

［注］中脘穴：位于人体上腹部，前正中线上，脐上4寸（胸骨下端至脐连线之中点）。

气海穴：位于人体下腹部，体前正中线，脐下1寸半。

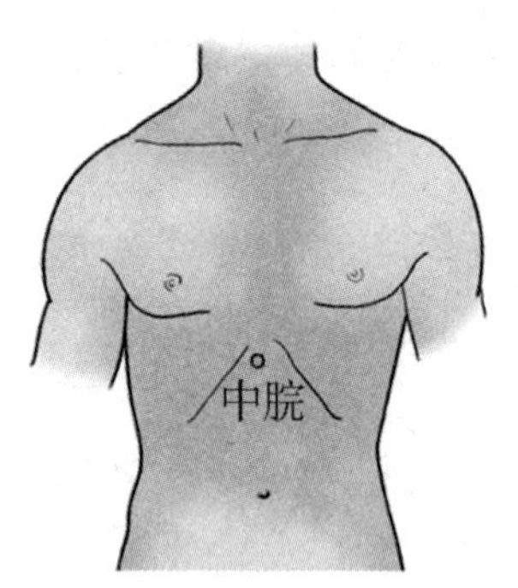

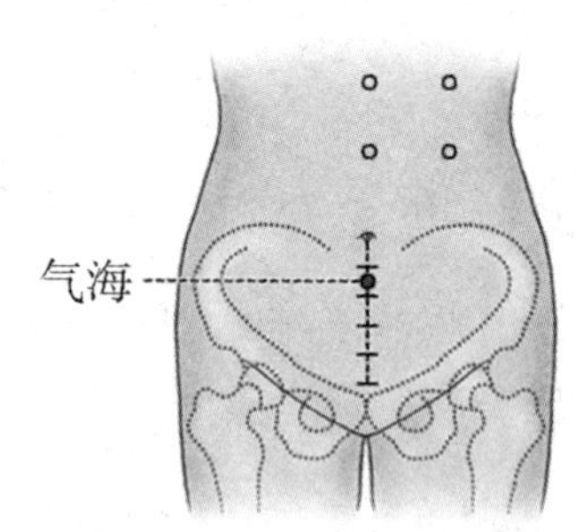

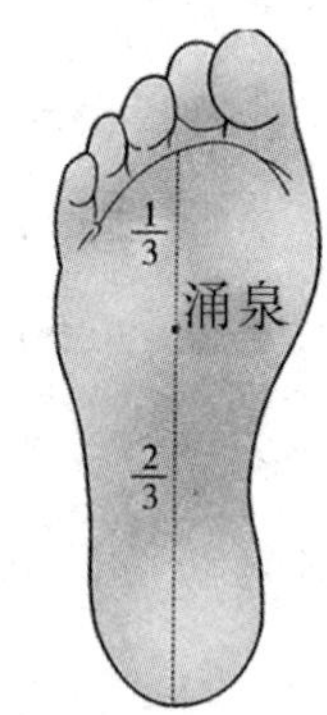

涌泉穴：在人体足底穴位，位于足前部凹陷处第2、3趾趾缝纹头端与足跟连线的前1/3处。

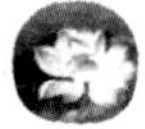 治虫积腹痛方

◎ 验方 1

乌梅、花椒、生姜各6～12克，水煎服。适用于虫积腹痛。

◎ 验方 2

炮姜、麦芽各9克，花椒50粒。水煎服。治虫积绕脐腹痛，手不可近，身厥冷（中医研究院编《常见病验方研究参考资料》）。

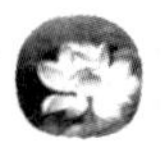 治食积腹痛方

◎ 验方 1

生姜3片，葱白2根，吴茱萸9克，茶叶9克。上药共煎汤，顿服。每日2次。功能：行气、和胃、消食。适用于腹满食滞。

◎ 验方 2

生姜（切碎）15克，葱（连根须切碎）50克，莱菔子（研碎）30克，白酒1杯，同上锅炒热，布包，由上至下，由左至右，遍熨腹部，冷则易之。适用于食物积滞所致气滞腹痛，或寒邪腹痛（《中药外用治百病》）。

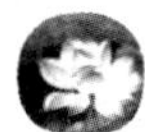 治腹痛便秘方

◎ 验方 1

干姜、大黄、巴豆各30克。用法：共为细末，炼蜜为丸，如梧桐子大，每次3粒，米汤送下。适用于实热腹痛，腹痛拒按，大便秘结。

◎ 验方 2

干姜、大黄、香附各等份。将大黄、香附分别用酒炒；然后将三药共研细末，每服3～6克，白开水送服。适用于便秘腹痛，或气滞腹胀腹痛。若呕吐腹痛，则用生姜煎汤送服（中医研究院编《常见病验方研究参考资料》）。

◎ 验方 3

老生姜60克，豆豉15克，葱白（连须洗净）3根。上3味，共杵成药饼，火烘微热。贴脐中，布包扎固定12小时，如大便通，腹痛随减。本方适用于

便秘腹痛。

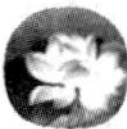

治虚寒腹痛方

◎ 验方 1

吴茱萸 2 克，生姜 6 克，葱白 2 根，粳米适量。吴茱萸研为细末，姜、葱切碎，米煮粥，粥成，加入吴茱萸药末，同煮沸后，食之。功效：健脾温中，和胃止痛。主治：虚寒腹痛。

◎ 验方 2

蜀椒 5 克，面粉 150 克，生姜 3 片。蜀椒研为细末，与面粉和匀，煮汤，后加生姜煮。早、晚服之。主治：虚寒腹痛。

◎ 验方 3

干姜、良姜各 3 克，粳米适量。先煮二姜，再入粳米，煮粥食之。主治：虚寒腹痛。

◎ 验方 4

当归 10 克，生姜 12 克，红糖 30 克。用法：水煎温服。主治：虚寒腹痛。

◎ 验方 5

干娥眉豆 30 克，生姜 3 片，水煎服。主治脾胃虚寒腹痛（湖北中医学院编《湖北验方集锦》）。

［注］娥眉豆为豆科植物扁豆的白色种子或荚果。功能健脾和中，化湿。主治：脾虚有湿，体倦乏力，少食便溏，水肿；妇女脾虚带下；暑湿外困，脾胃不和，呕吐腹泻。

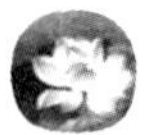 治小儿腹痛方

◎ 验方 1

生姜、陈细茶各 9 克。共捣细末，煎浓汁温服。适用于小儿腹部受凉引起的疼痛，亦可用于小儿伤食引起的腹痛。

◎ 验方 2

老姜、茴香、艾叶各 9 克，葱头 1 个。共捣烂炒热，敷脐或布包熨脐。本方具有散寒温里、镇痛的作用（中医研究院编《常见病验方研究参考资料》）。

◎ 验方 3

生姜 20 克，葱白 20 克，食盐 60 克，花椒 20 克。将姜、葱、花椒捣烂，合盐同炒，趁热用布包裹，置于脐腹部，做顺时针推拿。本方具有温暖中焦，祛寒止痛的作用。

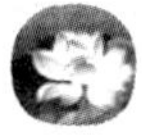 治房事后中寒腹痛

◎ 验方 1

生姜、葱白各适量。上药共捣烂炒熟，摊于脐上，以艾火灸之。本方温中散寒之功更强。

◎ 验方 2

生姜、白葱各适量。共捣烂，热酒冲服，强睡片刻，汗出即愈。如腹痛较甚，可另用葱白捣烂炒熟，摊于脐上，以艾火灸之。

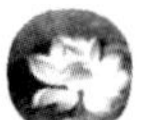

治胃脘痛、阑尾炎腹痛

◎ 陈某，有胃脘痛、慢性阑尾炎病史，常感腹痛。诊查：局部压痛阳性，口干苦，舌红苔黄，脉浮缓。问其因，显系饮食寒凉伤胃，饮食不调形成慢性阑尾炎。遂嘱其取生姜20克，枳壳15克，红糖20克，水煎服，每日3次。同时取削皮芋头适量，捣烂如泥，加生姜汁50毫升，麦面20克，搅如糊状，摊在布上贴于腹部痛处，每日更换2次，3天后腹痛消失，身健如常。

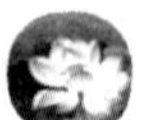

治冷热失调、腹胀急腹痛者

◎ 干姜30克，大黄25克，巴豆6克。上药共研末，以面粉糊和匀，制成药饼，贴于脐中，以熨斗熨之。本方具有攻逐冷积之效。

治脘腹痉挛性疼痛

◎ 生姜10克，大枣4枚，饴糖30克，芍药18克，当归12克，桂枝9克，炙甘草6克，水煎，兑入饴糖服。

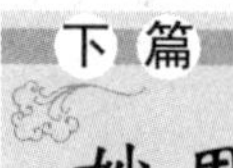

妙用生姜治胃痛

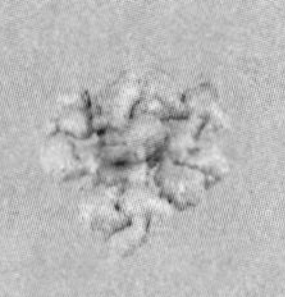

胃痛平常又叫“胃口痛”，俗称“心口痛”。是指上腹部近心窝处经常发

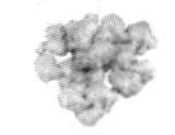

生疼痛的一种病证。有着凉、感受暑湿、伤食、精神刺激，以及久病体虚等多种原因，都可引起胃痛。现代医学的急、慢性胃炎、胃及十二指肠溃疡、胃癌、胃神经官能症等疾病中，胃痛是最常见的症状。

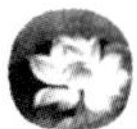

治胃受寒疼痛

寒邪侵犯了胃，可引起胃痛。疼痛的特点是胃痛暴作，畏寒喜暖，得温则痛减，遇寒则痛增，口不渴，或喜热饮，舌苔色白。治疗应该温中祛寒，和胃止痛。

◎ 验方 1

干姜 9 克，炙甘草 15 克。用法：水煎服。本方主治由胃寒所引起的胃脘痛。

◎ 验方 2

生姜、橘皮各 12 克，水煎，一日 2～3 次分服，有止痛止呕之效。

◎ 验方 3

取少许生姜末，加水煮沸片刻，加食醋，趁热饮服，可治胃寒疼痛。

◎ 验方 4

生姜 60 克、醋及红糖各适量。醋浸泡姜 24 小时，取姜加红糖，开水冲泡服。主治：寒性胃痛。

◎ 验方 5

老生姜、红糖各 250 克。将生姜捣汁去渣，隔汤蒸一两沸，再将红糖溶入，收膏，4 天内服完，每日 2 次。主治胃寒痛（中医研究院编《常见病验方研究参考资料》）。

◎ 验方 6

生姜汁 5 毫升，韭菜 250 克，牛奶 250 毫升。韭菜切碎绞汁。取韭汁、姜汁放锅内再加入牛奶煮沸，趁热服食。本方适用于寒凝型胃脘痛，临床表现为胃脘痛暴作，得热痛缓，遇冷加剧，喜热饮、热食者（广东中医学院编《饮食疗法》）。

◎ 验方 7

干姜胡椒末：干姜 10 克，胡椒 10 粒。晒干，捣碎研末，用开水冲服，每日 2 次服完。功效健胃祛寒，主治胃寒痛（《民间治病绝招大全》）。

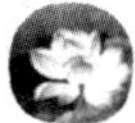 治虚寒性胃痛方

素体阳虚，脾胃虚弱，胃痛隐隐，喜温喜按，空腹痛甚，得食痛减，泛吐清水，神疲乏力，手足欠温，大便溏薄，舌质淡红或淡白。治宜温补脾胃，缓急止痛。

◎ 验方 1

橘络生姜红糖水：橘络（果皮内层的筋络）3 克，生姜 6 克，水煎加红糖服用。早、晚各服 1 次，3 天为 1 个疗程，连服 2 个疗程，胃痛可逐渐消除。

◎ 验方 2

生姜甜椒茶：生姜、甜椒各 30 克，蜂蜜 50 克，煎水当茶饮用。生姜有温中止呕之功；甜椒具有兴奋开胃、发汗散寒、行血驱风等功效。生姜和甜椒煎汤当茶饮用，对胃寒胃痛效果良好（《大众卫生报》）。

◎ 验方 3

生姜炒鸡蛋，告别胃痛：每次取新鲜鸡蛋 1 枚，生姜 2 大片。将鸡蛋打碎在碗里，将生姜切成末，越碎越好，放入碗中，用筷子充分将鸡蛋和姜末搅拌均匀，备用。在炒锅内放上一些油，放置火上，待油六七分热时，像平时炒鸡蛋那样，将姜末鸡蛋倒入锅内，翻炒一两次，不加任何调料，鸡蛋煎至金黄色即可出锅。这是一天的用量，分早、中、晚 3 次食用。

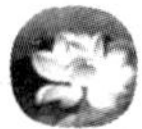 生姜鲫鱼羹健胃止痛

◎ 生姜 30 克，陈皮 10 克，胡椒 30 克，鲜鲫鱼 250 克。三药布包入鱼腹，炖熟食。 主治虚寒性胃痛。

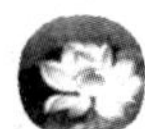 二姜粳米粥温胃止痛

◎ 干姜、良姜各 30 克，粳米 100 克。先将干姜、良姜加水煎取药汁，同粳米同熬成粥。一日分 2 次食用。适用于虚寒胃痛。

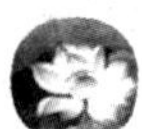 生姜煨大枣治胃痛呕吐

◎ 取新鲜带皮生姜数块，每块切开两半，挖空中心，藏入大枣（去核）1 枚，再合好，放炭火上煨至生姜焦黑后取大枣食。每次食大枣 5～6 枚。功效：散寒，暖胃，补脾。适用于虚寒性胃痛，口淡多涎沫，胃寒呕吐等(广东中医学院编《饮食疗法》)。

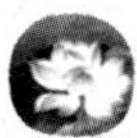生姜猪肚治慢性胃痛

◎ 验方 1

姜5片，猪肚1个，胡椒10粒。将猪肚用醋水反复洗净，纳入姜片和胡椒，隔水炖烂。每日早、晚随餐食用。本方适用于胃痛已久，身体虚弱，饮食减少，日见消瘦者。

◎ 验方 2

鲜姜50克，猪肚200克，肉桂5克。猪肚洗净切丝，同姜与肉桂一起放碗内隔水炖至熟烂，分2次吃完。本方适用于脾胃阳虚或胃寒所致的胃脘隐痛，喜热恶寒，吐清水，口淡不渴等症，具有补益脾胃的作用。

◎ 验方 3

猪肚1个，老姜适量。老姜切成硬币厚片，放入猪肚中，入蒸锅中蒸烂，连汤吃下，可分2次食用。本方适用于胃寒痛。姜性温，是散寒发表止呕的良药，它能刺激胃神经，使胃蠕动加速，又能刺激小肠，使乳糜管的吸收力增强，猪肚能健胃。

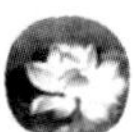治各种原因引起之胃痛

◎ 生姜3500克，红糖2500克，砂仁500克。将上3味捣成泥状，入瓦罐，埋入土中，10日后取出。每次服50克，每日2次，白开水冲服。本方具有芳香健胃之功，是治疗胃病有效方，可解各种原因引起之胃痛。

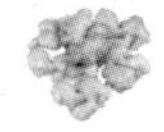

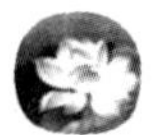 治胃肠神经官能症

◎ 姜汁醋蛋

取生姜50克，捣碎后取姜汁，在姜汁中打入鸡蛋1枚，加入香醋15毫升，搅匀后，少量频服。主治胃肠神经官能症，如腹胀、腹痛、嗳气、呕吐、厌食等。

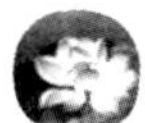 治气滞胃痛

◎ 生姜就大枣，胃痛、腹胀嚼一嚼：生姜、大枣洗净，姜连皮切1块（3克左右），大枣1枚，一起放入嘴里嚼烂咽下，每日3次。数日后，如感觉疗效不明显，可适当增大用量，姜5克左右，大枣2枚，次数也增加到每日3～5次。特别是有胃痛、腹胀等不适时，就可再吃一次，很快便会感觉胃里发热，症状也会随之缓解了。连吃2个月左右，胃痛、腹胀的感觉会消失，食欲也会渐渐正常。《中国药膳学》载：生姜含挥发油、姜辣素、氨基酸，能促进消化，增进食欲；大枣能补脾胃生津液，用于脾胃虚弱，食少腹泻，心悸等症。嚼生姜、大枣不仅治胃痛，平时也可当保健品食用。

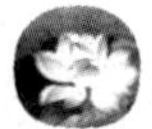 治虚寒兼气滞胃痛

◎ 验方1

干姜6克，香附30克。上药共为细末，每次服9克，米汤送下。主治：脾胃虚寒，胃痛腹胀。

◎ 验方 2

生姜 30 克，丁香 4 克，白糖 50 克。将生姜捣烂，丁香研末，加水以文火煮至挑起不黏手为度，盆内涂油，倒入药膏，稍冷切做 50 块，随意服之。主治：虚寒胃痛，伴嗳气、呃逆、腹胀等。

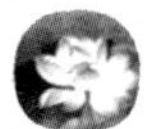 治慢性胃炎之胃胀痛

◎ 生姜陈皮汤

生姜、陈皮各 20 克。水煎，每日分 2 ～ 3 次服完。功能健胃解毒。主治慢性胃炎，胃痛，腹胀，呕吐黏液或清水（《民间治病绝招大全》）。

◎ 饱痛散

干姜、大黄、香附等份为末，每次服 3 ～ 6 克，白开水送服。若有呕吐可用姜水送服。主治饱食后腹痛作胀（《民间治病绝招大全》）。

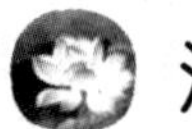 治胃气痛

◎ 生姜 60 克，蛇胆 1 枚。将生姜挖孔，再将蛇胆入内，阴干研末，每次服 2 ～ 6 克，开水冲服，每日服 2 次。本方主治胃气痛。

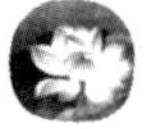 治虚寒胃痛

◎ 秘传温胃散

干姜 15 克，良姜 4.5 克，丁香 1.5 克，附子 3 克，紫菀 2.4 克，甘草 2.4 克，共研末，每次服 0.9 ～ 1.5 克，甚效。此方是元代月空大和尚在边关常用于给

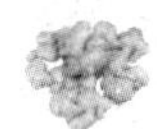

众僧兵治病的效方。注意：此方药性热，凡胃热邪盛者禁用。

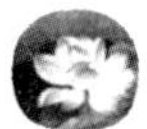

治胃脘隐痛

◎ 生姜 30 克，整荷叶（烧灰存性）1 张，生香附米（研末）30 克，九香虫 9 枚，甘草（研末）6 克，延胡索（酒炒研末）9 克，用大枣去核皮，煮熟捣烂。入上药为丸，每日服 3 克，用开水送下。

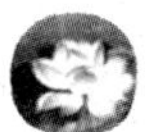

治瘀阻胃痛

◎ 生姜 12 克，艾叶 20 克，牛膝 15 克，茴香根 12 克，食盐 50 克。将上药混合共捣碎，在锅内炒热，用布包包裹，趁热熨于脐处，外用胶布固定，每日换药 1 次。本方具有活血通络，散寒止痛之功。

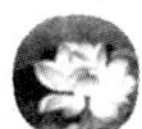

治溃疡病胃痛方

◎ 老生姜 500 克，冰糖 100 克。老生姜不用水洗，放入灶心去煨，用烧过的木炭，或木柴之红火炭埋住，次晨将姜取出，姜已煨熟，刮去外面的焦皮，也不必水洗，再把姜切成薄片，如姜心未熟透，把生的部分去掉，然后用 100 克冰糖研碎成粉，与姜片混合，盛于干净的瓶中，加盖盖好。约过 1 周，冰糖溶化被姜吸收，每次取姜片 1 ～ 2 克嚼服，吞入胃中，每日 2 ～ 4 次。本方可治疗由于胃、十二指肠溃疡等多种原因引起的胃痛病。轻者 1 个月，重者半年即可治愈。

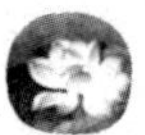

治胃痛胃酸过多

◎ 石灰 30 克，白矾 16 克，姜汁 60 克。前二味研为细末，以姜汁为丸，如梧桐子大。每次 1 粒，每日 2 次。本方适用于胃酸过多引起的胃痛。

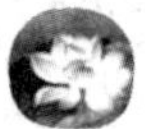

治郁热胃痛

◎ 栀子、草豆蔻各 31 克，生姜适量。前二药共为细末，以姜汁糊为丸，每次服 5 克，每日 2 次，米汤送。主治：郁热胃痛，如胃炎、胃溃疡引起的胃脘部灼热疼痛，嘈杂吐酸。

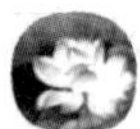

治溃疡病虚寒胃痛

◎ 术及干姜猪肚

猪肚 1 个，白术 250 克，白及 120 克，干姜 10 克，黄酒、细盐适量。将白术、白及、干姜布包放入猪肚内煮 4 小时，三药取出晾干研末。每日 2 次，每次服 5 克，3 个月为 1 个疗程。猪肚连汤分多次食用。本方对虚寒性胃痛有良效，而且对促进溃疡愈合有一定作用（《小病自疗指南》）。

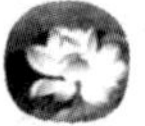

治胃痛吐酸水

◎ 干姜、小茴香、甘草各 9 克，薄荷 6 克，共研为细末，另加小苏打 120 克混匀，装瓶备用。主治胃痛、吐酸水。在疼痛难忍时服 3 克；预防时，饭前服 1.5 克（中医研究院编《常见病验方研究参考资料》）。

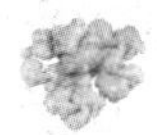

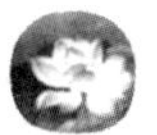 治胃痛、胃灼热、吞酸嘈杂

◎ 姜朴夏草人参汤

生姜、厚朴各15克，半夏12克，甘草、人参各6克。水煎服，每日1剂，早、晚饭后各服1次。功效：益气养胃，宽中行气。主治胃、十二指肠溃疡，胃灼热，腹胀，吞酸，纳呆乏力（《民间治病绝招大全》）。

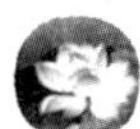 治胃痛外用方

◎ 验方1

老生姜60克，四季葱白30克，鸡蛋白1个，面粉30克。制法：先将生姜、葱白共捣烂如泥，再加鸡蛋白、面粉调匀，放在锅内蒸熟备用。用法：将药物从碗内取出，隔纱布1层，热敷患者上腹中脘穴（脐孔上4寸处），外以厚毛巾覆盖，加上热水袋保温，等痛止呕停，身上有微汗出时即去掉。适用于胃寒作痛吐酸（《中草药外治验方选》）。

◎ 验方2

连须葱头30克，生姜15克，共捣烂，炒热布包，趁热敷胃部。适用于寒邪客胃、寒湿中阻及脾胃虚寒型胃痛（《中药外用治百病》）。

◎ 验方3

鲜姜30克，香附15克，将生姜捣烂，香附研成细粉，装茶杯或保温瓶中，冲入开水，竹筷搅拌，用毛巾蘸药在胃脘部轻轻推拿20分钟，每日2次，3日为1个疗程。适用于脾胃虚寒型胃痛（《中药外用治百病》）。

◎ 验方 4

生姜水、石菖蒲根、陈酒糟各适量，加盐共捣烂，炒热，布包敷痛处，或制成饼状贴胸脘部（中医研究院编《常见病验方研究参考资料》）。

◎ 验方 5

葱头 30 克，生姜 15 克，上药共捣烂炒热，装布袋熨胃部。

◎ 验方 6

生姜（捣烂）120 克，面粉 30 克，蛋清 2 只。用法：调匀贴痛处。

◎ 验方 7

生姜 6 克，葱白 12 克，胡椒 3 克，冰片 2 克。将药和捣烂，调拌麻油、面粉外敷贴肚脐处。本方主治中寒内生之脾胃虚寒性胃痛。

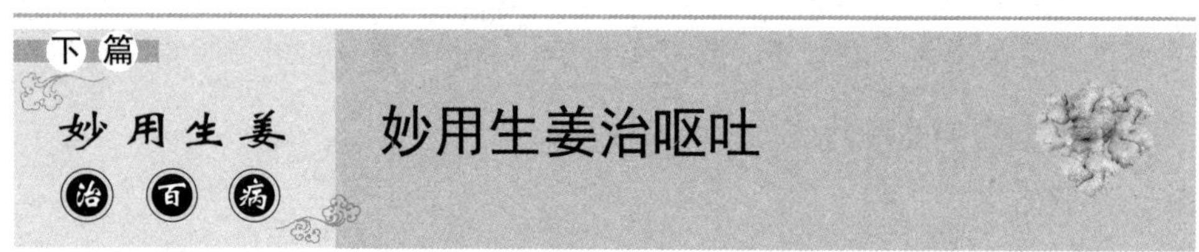

妙用生姜治呕吐

呕吐是一个症状，由于胃失和降，气逆于上所引起的病证。所以任何病变，有损于胃，皆可发生呕吐。前人以有物、有声谓之呕，有物无声谓之吐，无物有声谓之干呕。其实呕与吐同时发生，很难截然分开，故一般并称为呕吐。呕吐与干呕两者虽有区别，但在辨证治疗方面大致相同。古代医家称生姜为“呕家圣药”，西医的神经性呕吐、胃炎、幽门痉挛或梗阻、胆囊炎、肝炎、肿瘤

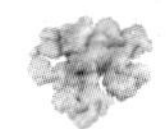

化疗等出现呕吐时，均可参照应用本篇介绍的生姜验方。

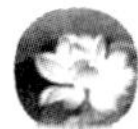 治呕吐经方：半夏生姜汤

【组成】半夏 18 克，生姜 15 克。

【用法】上 2 味。用水 700 毫升，煮取 300 毫升，分 2 次温服。

【功效】和胃降逆，消痰蠲饮。

【主治】痰饮内停，心下痞闷，呕吐不渴，及胃寒呕吐，痰饮咳嗽。

【来源】东汉·张仲景《金匮要略》。历代医家称医圣张仲景的药方为“经方”。

【备注】原方名“小半夏汤”，主治胃寒呕吐，有的将生姜改为干姜。以本方为基本方加味应用，可治疗各种不同性质的呕吐。①加茯苓，水煎服，治胸满呕吐；②加党参，水煎服，治饮食即吐；③加甘蔗汁，水煎服，治胃热干呕；④加陈皮，水煎服，治呕逆服药无效；⑤加黄连，水煎服，治恶心、胃有热，呕吐不止；⑥加藿香，水煎服，治胃寒呕吐；⑦加砂仁（砂仁、半夏以姜汁炒干），水煎服，治昏迷呕吐、口渴；⑧加灶心土，水煎服，治各种呕吐（中医研究院编《常见病验方研究参考资料》）。

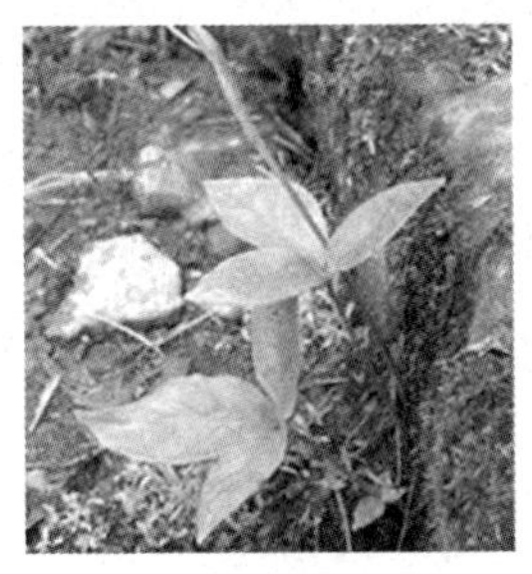

◇ 半夏（原态）

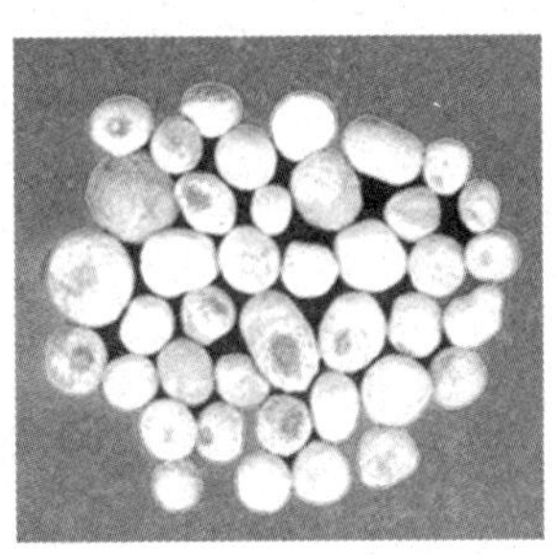

◇ 半夏（药材）

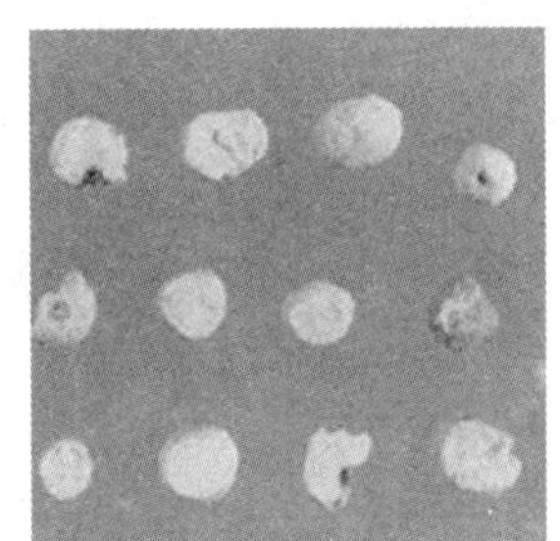

◇ 半夏（饮片）

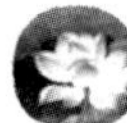 治胃寒呕吐

◎ 姜茶

干姜1克，红茶5克，赤砂糖20克。将红茶、干姜入锅并加入适量的水煮20～30分钟；再放入红糖煮3～5分钟即可。适用于胃寒呕吐，其人畏寒喜热，不思饮食，遇冷即呕，四肢清冷，二便清利，口不渴。

◎ 姜汁牛奶

牛奶200克，姜汁10克，白砂糖20克。将鲜牛奶、生姜汁、白糖混匀，煮沸后即可。适用于脾胃虚寒，遇寒喜呕者。

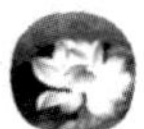 治反胃呕吐

◎ 验方1

胡椒生姜汤：胡椒1克，生姜30克。将姜微煨切碎，上药以水2碗，煎至1碗，去渣。分3次温服。用于反胃、呕秽吐食，数日不止（《中国民间偏方大全》）。

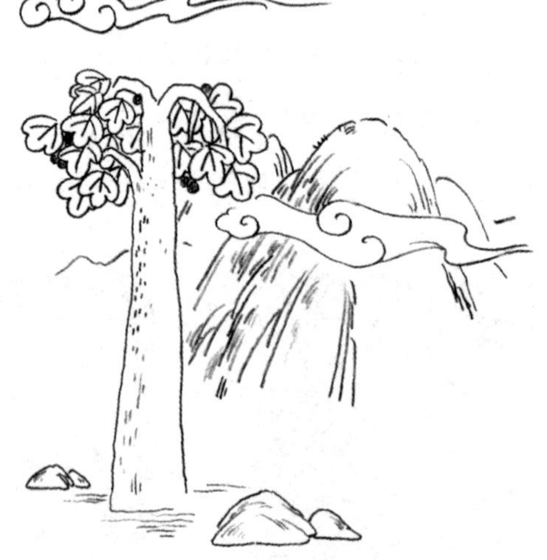

◎ 验方2

蜂蜜2汤匙，鲜姜汁1汤匙，放入碗内，加水1匙调匀，隔水蒸热，稍温顿服。适用于反胃呕吐。

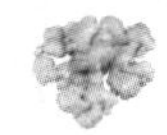

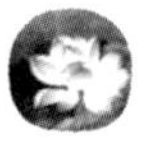 治虚寒呕吐

◎ 韭菜生姜汁

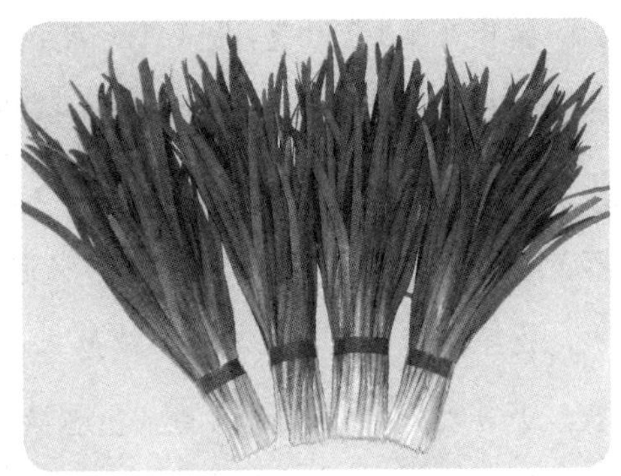

韭菜45克，子姜100克，白砂糖30克。做法：将韭菜洗净去头部粗段及尾部须段，切小段；嫩姜洗净，切小段；在韭菜、嫩姜中加白糖，加水一起放入水果榨汁机中打，待匀沥去渣饮汁。适用于脾胃虚寒型呕吐。

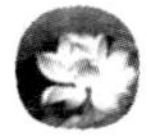 治蛔厥呕吐

◎ 生姜乌梅饮

生姜10克，乌梅10克，赤砂糖30克。做法：将乌梅肉、生姜、赤砂糖加水200毫升煎汤。功效：和胃止呕，生津止渴。适用于肝胃不和或胆道蛔虫症引起的呕吐及妊娠呕吐。

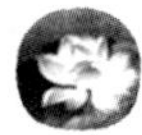 治各种呕吐

◎ 姜汁炖砂仁

砂仁5克，姜汁15克。将砂仁、姜汁同放入炖盅内，加清水半碗，隔水炖30分钟以上。将熬煮好的姜汁砂仁去渣，待凉后缓缓饮用。砂仁芳香理脾，和胃止呕；生姜为“呕家圣药”。二药合用，为治各种呕吐之良方。

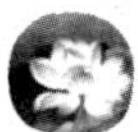 姜丝肉补虚止呕

◎ 姜丝肉

猪肉（瘦）250克，生姜120克，调料：大葱3克，料酒10克，酱油15毫升，味精1.5克，盐3克，植物油15毫升，香油10毫升。先将葱洗净切成末待用；将瘦肉（已去皮的瘦肉）切成6厘米长的，火柴梗粗的细丝；再将姜（鲜姜）洗净，去皮，切细丝后用凉水泡，拔出辣味，控去水分。将净炒勺坐旺火，放净油烧热，下入肉丝，放葱末，煸炒至发白色，烹料酒、酱油，加味精、盐，下姜丝翻炒入味，淋香油出勺装平盘。姜丝肉肉干香辣，姜丝脆而不辣，咸鲜味美宜于呕吐患者调理服食。

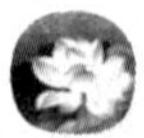 治胃热呕吐

◎ 甘蔗生姜汁

甘蔗汁1小杯，生姜汁1汤匙，混匀后加热饮服，每日2次。适用于反胃吐食或干呕不止。中医学认为，甘蔗汁性甘凉，适用于热病伤津，心烦口渴，身热尿赤，胃脘嘈杂之干呕。

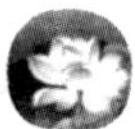 治高热、烦渴、呕吐

◎ 芦根生姜粥

鲜芦根100克，竹茹20克，粳米100克，生姜10克。将鲜芦根洗净切成小段，与竹茹同煎去渣取汁，加入粳米同煮成粥，粥将熟时加入生姜，略煮即可。用法：佐餐食用，每日2次或3次，连用5日。功效：清热除烦、生津止吐。适用于

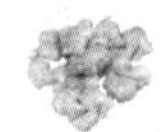

高热引起的口渴心烦、胃热呕吐、呃逆不止；亦可用于妇女妊娠呕吐。

◎ 芦根生姜绿豆粥

绿豆100克，芦根100克，生姜10克，紫苏叶5克。先煎芦根、生姜、紫苏叶，去渣后，加入绿豆煮粥。每日1剂。适用于湿热呕吐及热病烦渴、小便赤涩等症。

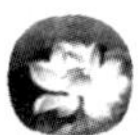 治急性胃肠炎呕吐

◎ 验方1

生姜3片，紫苏叶4.5克，黄连2克，水煎服，治胃热呕吐；又方：生姜1片，藿香、竹茹各6克，水煎服（中医研究院编《常见病验方研究参考资料》）。

◎ 验方2

苦瓜根50克，生姜20克，水煎去渣，加白糖代茶饮。

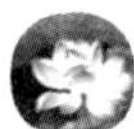 健脾益胃止呕吐

◎ 参姜小米粥

人参10克，生姜10克，小米100克。将人参、生姜研末，同小米煮为稀粥。功能益气健脾。适用于脾虚气弱、全身乏力，亦可治呕吐不思食。

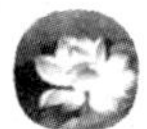 治胸脘闷痛呕吐

◎ 理气姜佛饮

佛手10克，生姜6克，水煎去渣，加白糖调服。适用于因肝胃不和而引

起的胸脘堵闷疼痛发作、恶心呕吐、长吁叹息、纳食不香等症。

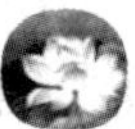 温中降逆止呕吐

◎ 生姜伏龙汤

生姜、灶心土、竹茹各9克，水煎，澄清服。又方：生姜9克，灶心土1块（约30克）、南藿香9克，水煎温服。方三：灶心土1撮，煨生姜5片，黄瓜叶10张，生姜和灶心土水煎去渣，另将黄瓜叶绞汁冲入内服（中医研究院编《常见病验方研究参考资料》）。

［注］灶心土，中药又名伏龙肝。为烧木柴或杂草的土灶内底部中心的焦黄土块。全国农村均有。在拆修柴火灶或烧柴火的窑时，将烧结的土块取下，用刀削去焦黑部分及杂质即可。性味辛，温。归脾、胃经。功效：温中止血，止呕，止泻。

◎ 白胡椒汤

生姜、白胡椒、紫苏叶各5克，水煎服，每日1～2剂。功效：健胃止呕。主治因食腥荤宿食不消化而引起的呕吐、腹痛等症（《民间治病绝招大全》）。

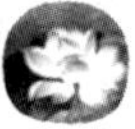 治呕吐寒湿阻滞中焦

◎ 生姜菖蒲饮

老生姜50克，石菖蒲15克。上药洗净捣取汁，加适量开水冲服，每日2次。功效和胃止呕。主治湿阻中焦，脘腹痞满，胀闷疼痛。呕吐，腹泻（《民间治病绝招大全》）。

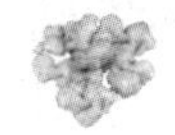

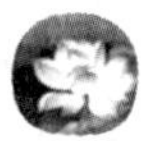

治胃寒腹痛呕吐

◎ 砂姜汤

生鲜姜 100 克，砂仁 5 克。将姜捣烂为泥，用纱布包好挤汁，将姜汁倒入碗内，加清水半碗，放入砂仁，隔水炖半小时，去渣即成。每日服 1 ～ 2 次。功效益胃止呕。主治胃寒呕吐，腹痛，妊娠呕吐（《民间治病绝招大全》）。

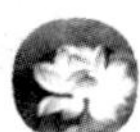

生姜敷脐止呕吐

◎ 验方 1

生姜 1 块，炒吴茱萸 30 克，香葱 10 余根。共捣成饼，蒸热敷于脐腹，1 小时左右，呕吐即可停止（中医研究院编《常见病验方研究参考资料》）。

◎ 验方 2

生姜、半夏各适量。半夏研为细末，与生姜共捣烂，或半夏末用生姜汁调成膏，敷脐。用于寒性呕吐（《上海中医药杂志》1990 年第 10 期）。

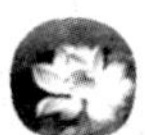

姜贴内关穴止呕吐

◎ 验方 1

鲜生姜适量，切成厚片；若没有鲜生姜，可用生姜片，开水浸软。敷内关穴（位于前臂掌侧，从近手腕之横皱纹的中央，往上约三指宽的中央）和神阙穴（脐中）。此法治神经性呕吐有良效，可用于防治晕车、晕船等引起的呕吐（《中医外治法辑要》）。

◎ 验方 2

将生姜片敷于内关穴，并以伤湿止痛膏固定，共治疗 10 余例，治重症呕吐有良好效果（《新中医》1983 年第 12 期）。

沐浴良方止呕吐

◎ 胡椒干姜汤，沐浴治呕吐：胡椒 20 克，绿豆 1 把，黄连 20 克，干姜 120 克。上四味加水煎煮 20 分钟，煎取药液 3000 毫升，兑入凉水至 40℃左右，沐浴胸腹部，冷后加温再浴，并浸双足。每次 30 ～ 60 分钟，每日 1 ～ 2 次。主治暴饮暴食或急性胃肠炎引起的呕吐（《中医外治法简编》）。

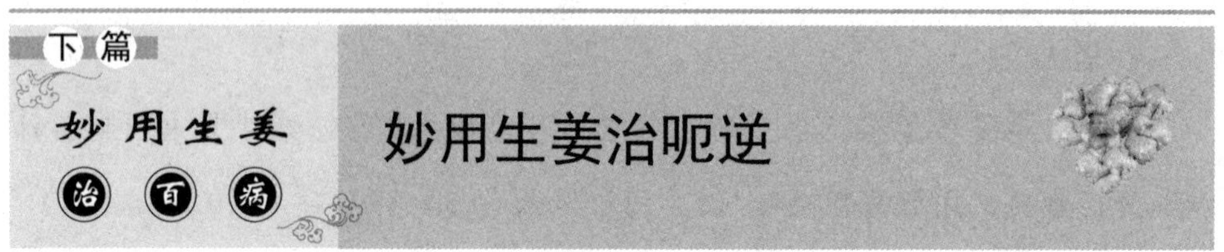

妙用生姜治呃逆

呃逆俗称“打嗝”，为临床常见症状，轻症者能逐渐自愈，无须特别的治疗，对顽固性呃逆须有效治疗，以尽早减轻痛苦。中医学认为，呃逆与饮食不节、情志不和、正气亏虚有关，由胃失和降、胃气上逆动膈而成，而胃失和降则有寒气蕴蓄、燥热内盛、气郁痰阻及正气亏虚等方面。治疗以和胃、降气、平呃为主。

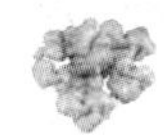

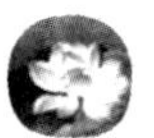 鲜姜炖狗肉治虚寒呃逆

◎ 狗肉 120 克，生姜 30 克。将以上两味放入锅内，加水炖至烂熟，调味食用，每日 1 剂，连续服食数天。本方有温补肾气，暖胃止呃之功效。适用于阳虚所致呃逆呕吐。又可用于手足不温、食少困倦者。

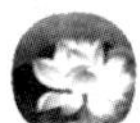 姜末粥治呃逆

◎ 大米 30 克，姜末 6 克，以米加水如常法煮粥，粥熟米花而稠时，加入姜末，趁热温服。可治虚寒证呃逆呕吐。

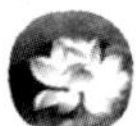 丁香姜糖降逆止呃

◎ 丁香粉 5 克，生姜碎末 50 克，白砂糖 250 克。将白砂糖放入铝锅内，加水少量，以小火煎熬至较稠厚时，加入生姜碎末及丁香粉，调匀，再继续煎熬至用铲挑起即成丝状，而不滴后，将糖倒在表面涂过食用油的大搪瓷盆中，待稍冷，将糖分割成条，再分割约 50 块即可，每日饭后食用数块。本方有温脾肾，降逆止呃之功效。两者合用，可增强温中止呃作用。

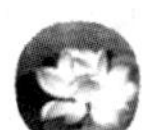 灵仙降逆汤治呃逆

◎ 威灵仙 15 克，丁香 6 克，柿蒂 20 个，制半夏 15 克，制川朴 15 克，生姜 15 克。加减：病久气虚者加党参 15 克。用法：水煎 2 遍和匀，1 日 3 次分服。功能温中降逆，化痰除满。适用于各种原因引起的呃逆，尤宜于中焦虚寒胃

气上逆之呃逆频频。

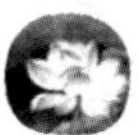 干姜刀豆饮补中降逆

◎ 干姜刀豆饮：干姜 4 克，刀豆 20 克，柿蒂 5 个。此三味入砂锅，加清水 500 毫升，泡透煎至 300 毫升，去渣留汁待食。每日早、晚，空腹温热食服。温阳补中，降气止呃。适用于脾胃阳虚呃逆。

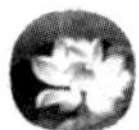 治胃寒呃逆

◎ **核桃姜汤**

核桃研碎，用生姜汤送下，可治许多寒证呃逆、呕吐。

◎ **韭姜饮**

韭菜汁 1 小杯，姜汁适量，红糖少许。以上三味调匀，顿服。本方有温补脾胃，止呃逆之功效。用于胃寒呕吐、呃逆。

◎ **丁香柿蒂汤**

柿蒂 10 克，丁香 3 克，生姜 5 片。将三味入砂锅内，加水 500 毫升，煎至 300 毫升，去渣取汁备用。每日早、晚，空腹温热食服。温中降逆，下气止呃。适用于胃寒呃逆。

治胃热呃逆

◎ 生姜 3 片，苍术、黄连、陈皮、半夏、茯苓、吴茱萸、砂仁、白豆蔻各 3 克，甘草 1.5 克。水煎服，各药用量根据病人身体强弱病情轻重，灵活加减，功效

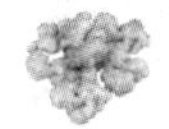

健胃止呕。适用于胃灼热、吐酸、呃逆、腹胀、腹泻。

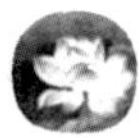 治顽固性呃逆

◎ 橘茹生姜饮

橘皮30克，竹茹30克，柿饼30克，生姜10克，白糖适量。以上诸品，加水煎熬2次，共取汁250毫升，加入白糖即成。每日分2次服，或煎汤代茶饮。本方有理气和胃，降逆止呕之功效。尤宜于肝气不舒、横逆犯胃之呕吐、嗳气频繁、心烦易怒者服用。

◎ 柿蒂丁香生姜煎

柿蒂7个，丁香6克，鲜姜6克，以上三味加水入瓦锅煎服。适用于顽固性呃逆呕吐症。

◎ 姜蜜饮

生姜汁60克，白蜂蜜30克。先将生姜洗净，捣烂，绞取自然汁；然后与白蜂蜜调匀即成。一般1次即止，不愈再服1次，服食时应加温服下。本饮健脾养胃，止逆。适用于呃逆不愈。

◎ 干姜术附汤

干姜、炙甘草、人参、肉桂各6克，制附子15克，白术、茯苓、陈皮各10克。水煎服，每日2次，每日1剂。

◎ 生姜泻心汤

生姜、半夏、黄芩各9克，人参、黄连各6克，炙甘草5克，柴胡、赭石、柿蒂各12克，水煎服，每日1剂，每日2次。本方对顽固性呃逆有显著疗效。

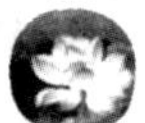 益气止呃汤治癌症呃逆

◎ 干姜、高良姜、柿蒂、人参各6～9克，旋覆花适量，代赭石、吴茱萸、丁香、炙甘草各6～12克，炒白术9～20克。上药共同煎取药汁，每天1剂，早、晚分服，进食困难者可分数次服。适用于癌症呃逆有良效(《中国民间偏方大全》)。

 姜萸丁香散治呃逆

◎ 干姜、吴茱萸、丁香各50克，小茴香75克，肉桂、生硫黄各30克，栀子20克，胡椒5克，荜茇25克。上药共研细末，密储备用。用时取药末25克，加入等量面粉调成糊膏状，敷脐，上盖敷料，胶布固定。或上用热水袋热敷，每次敷贴3～6小时，每日1～2次。功效：温中散寒。适用于胃中寒冷，呃逆沉缓有力（《中国灸法集粹》)。

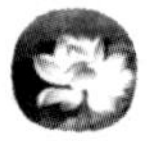 天枢穴热熨治呃逆

◎ 羌活15克，附子15克，茴香10克，木香10克，干姜10克，食盐250克，将上药炒热，用布包裹，频熨天枢穴[在脐中（任脉之神阙穴）旁开2寸处取穴]处，冷后即换，每日1次。功效：温中降逆止呃。适用于寒呃（《理瀹骈文》)。

敷脐治呃逆

◎ **干姜附片**

干姜、附片、丁香、木香、羌活、茴香各12克，食盐适量。制法：将前

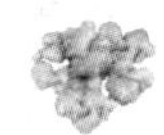

味药混合共研细末，储瓶密封备用。用法：用时取药末适量，以温开水调成糊状，敷于患者的脐孔上，盖以纱布，胶布固定。再将食盐炒热，用布包裹，趁热熨于肚脐处，冷则再炒再熨，持续40分钟，每日2～3次。适用于寒气犯胃所致的呃逆（《中国民间偏方大全》）。

◎ **姜蜜和气散**

生姜汁、蜂蜜各适量，丁香、沉香、吴茱萸各15克。将后三味药混合共研末，储瓶密封备用。用时取药末适量，加入姜汁和蜂蜜调成膏状，直接敷于脐孔上，外以纱布覆盖，胶布固定，每日换药一次。适用于顽固性呃逆。

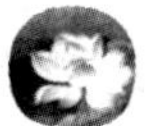

姜汁特效止呃法

◎ 鲜生姜50克，去皮捣烂挤出姜汁备用。患者取半卧位，右手持压舌板充分暴露咽后壁，左手持血管钳夹住浸透姜汁的小纱布块轻按咽后壁30秒至1分钟，嘱深呼吸以减轻恶心反应。然后静卧30分钟，不可进食饮水。复发者再重复治疗（《中华医药杂志》2003年第10期）。

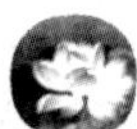

二香膏治呃逆

丁香、沉香、吴茱萸各15克，生姜汁、葱汁各5毫升。制用法：先将前3味药共研细末，加人姜汁、葱汁调匀如软膏状，装瓶备用。用时取药膏适量，敷于脐孔上，外以纱布覆盖，胶布固定。每日换药1次。功效：温胃散寒，降逆止呃。屡用屡验，效佳（《中医外治法奇方妙药》）。

下篇 妙用生姜治百病

妙用生姜治腹泻

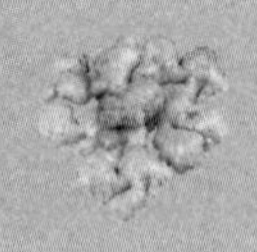

腹泻又称泄泻。是指大便次数增多，粪质稀薄为特征的症状。外感风寒湿热疫毒之邪，或饮食所伤，情志失调，或久病脾肾阳气亏虚等均可导致。

姜能治痢疾腹泻，早有医籍记载。北宋名医、药物学家苏颂《图经本草》引《崔元亮集验方》载有“敕赐姜茶治痢方”：以生姜切细，和好茶一两碗，任意呷之，便瘥。若是热痢，留姜皮；冷痢，去皮，大妙。明代医家李时珍《本草纲目》中亦载：“姜能助阳，茶能助阴，二物皆消散恶气，调和阴阳，且解湿热及酒食暑气之毒，不问赤（痢）、白（痢）通宜用之。苏东坡治文潞公有效。”

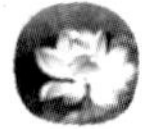 老姜治寒湿泄泻

寒湿泄泻，粪质清稀，甚则如水，日行三五次以至十余次，腹痛肠鸣，舌苔白腻；若兼外感风寒，则伴有恶寒发热。治宜温中祛寒。

◎ 老姜头 6 克(炮炒)，灶心土 1 块，老米 30 克，水煎服。又方：炮姜 30 克，捣烂贴于脐上，盖过丹田穴（约长 2.5 寸，宽 1 寸），用布包扎 1 ～ 2 小时（中医研究院编《常见病验方研究参考资料》）。

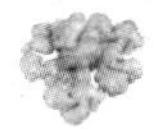

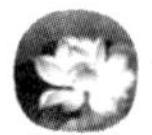 治寒湿泄泻如水

◎ 验方 1

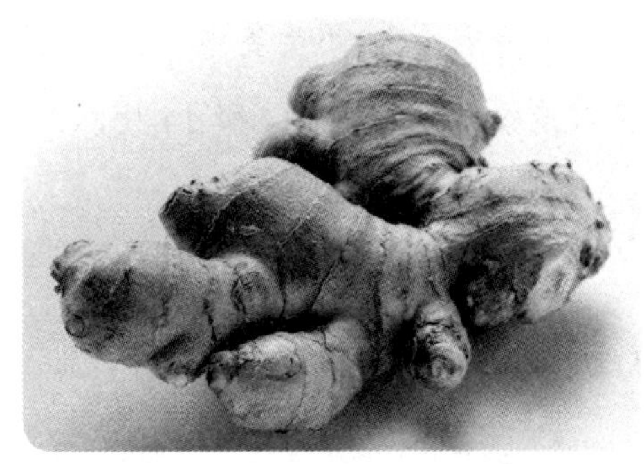

生姜30克，葱白30克。将生姜捣烂，葱白切段，加水300毫升，煮沸30～40分钟，趁热用示指（食指）蘸药液在患者的拇指及小指跟部的掌面向外推擦12次，再向内关、手臂方向推擦各12次，叫做“关二扇门”，每日1～2次，连用2～3日或病愈为止。适用于寒邪、湿邪所致腹泻如水者(《中药外用治百病》)。

◎ 验方 2

生姜、陈茶叶各9克，水煎，作1次服，连服数次。治水泻及消化不良性腹泻。

◎ 验方 3

鲜生姜9克，艾叶7片，加水煎成半小碗，温服。治寒湿水泻。

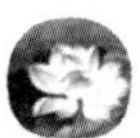 治细菌性痢疾腹泻

◎ 姜茶饮

干姜3克，绿茶3克。干姜（切丝）、绿茶用水煎浓汁。温服，每日1～2剂。本方温中散寒，消痰止泻。适用于痢疾腹泻患者。

治冷痢不止

◎ 验方 1

治冷痢不止：用生姜煨研为末，共干姜末等份，以醋和面做馄饨，先以水煮，又以清饮煮过，停冷，服 14 枚，以粥送下，每日 1 次（《本草纲目》）。

◎ 验方 2

中焦脾胃受寒，腹泻如水：炮干姜研细末，每次 6 克，入粥中热服即效（唐 · 孙思邈《千金方》）。

◎ 验方 3

治寒痢，大便如青色黏冻：将干姜切大豆粒大小，每次用热米汤送服 6 ～ 7 粒，白天服 3 次，夜间服 1 次。屡用得效（晋 · 葛洪《肘后备急方》）。

治湿热泄泻

感受湿热，腹痛泄泻，泻下急迫，或泻而不爽，粪色黄褐而气味臭秽，肛门灼热，或小便短黄，烦热口渴，舌苔黄腻。治宜清化湿热。

◎ **黄连姜汁茶**

黄连 6 克，绿茶 10 克，姜汁 3 克。将黄连、绿茶用沸水冲泡，盖闷 5 分钟后倒入姜汁。用法：每日分 2 次服用。功效：清热，和胃，止痢。适用于白痢、急性肠炎腹泻的调理。

◎ **生姜椿根皮散**

生姜 10 克，椿根白皮 30 克，甘草 6 克。诸药共研末，每次服 2 ～ 3 克，

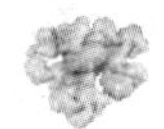

每日服2次或3次，温开水送下。金元名医朱震亨（丹溪）说："椿根白皮，性凉而能涩血。凡湿热为病，泻痢、浊带、精滑、梦遗诸证，无不用之。"

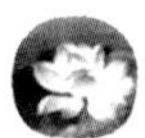

治肠炎腹泻

◎ 淡干姜10克，生栀子15克，加水350毫升，煎取150毫升，去渣。每日1剂，分早、中、晚3次，于饭前半小时服。治急性肠炎，腹痛腹泻。患者经治疗后，效果明显（《实用中医药杂志》2002年第6期）。

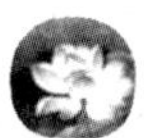

治腹泻津亏

◎ 葱姜豆腐汤

豆腐300克，姜6克，大葱10克，食盐3克，花生油10克。做法：先将豆腐洗净，切成片放入油锅内煎至微黄，葱洗净用热水泡软，逐棵绕成葱结。油烧热爆炒姜片，随后放清水，豆腐煮一会儿，再放葱结、盐，待汤开后即可。此汤益气和中，生津润燥，清热解毒，适用于腹泻，口渴，或于脾胃虚弱，神疲乏力，食量不佳等症。

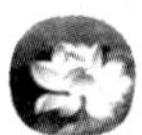

治赤白痢疾

◎ 萝姜蜜茶

萝卜100克，生姜30克，茶叶3克，蜂蜜30克。做法：将萝卜、鲜姜捣烂，分别取萝卜汁1小杯和姜汁1汤匙，与蜂蜜及陈茶混在一起，用沸水冲泡。用法：代茶饮，饭前服，每日3次，连服3日。功效：清热，止痢。适用于赤白痢疾，腹泻腹痛，里急后重，也可用于食积泄泻。

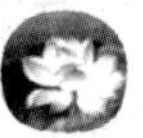桂圆生姜汤治脾虚泄泻

脾胃虚弱，肾阳不足，可致久泻久痢，迁延反复。治宜补脾肾，温中止泻。

◎ 桂圆生姜汤

桂圆50克，生姜8克，食盐2克。桂圆干洗净放入锅中，加清水浸泡；再加入生姜、精盐，煮约半小时即成。每日1剂分2次服。此汤出自《泉州本草》，原方用于"脾虚泄泻"。中医学认为，脾胃虚弱，运化无权，则见泄泻，法宜补脾止泻。桂圆生姜汤以桂圆补脾胃，以生姜温中止泻，合用而为补脾止泻之方。此汤偏于温补，对脾虚偏寒之泄泻尤为适宜。

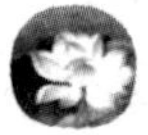姜茶乌梅饮治久泻、久痢

◎ 生姜10克，乌梅30克，绿茶6克，赤砂糖15克。生姜、乌梅肉切碎，共放保温杯中，以沸水冲泡，盖严温浸半小时，再加赤砂糖。每日1剂，当茶温饮。功效：生津，止痢消食，温中。适用于细菌性痢疾和阿米巴痢疾。方中乌梅性温味酸，有生津止渴、涩肠止泻的作用，可治久泻、久痢、蛔厥腹痛等。

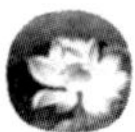鹌鹑生姜赤豆粥治小儿红白痢

◎ 鹌鹑肉250克，赤小豆50克，生姜10克。先将鹌鹑宰杀，去毛及内脏，洗净，切成小块。再将赤小豆、生姜（切片）洗净，与鹌鹑块一同入锅，加水适量，煮至肉熟豆烂，弃去生姜即成。补益五脏，清热解毒，止泻痢。适

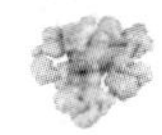

用于小儿红白痢疾。

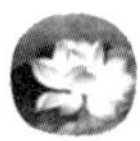 姜汁鸭蛋汤养阴止泻

◎ 每次先将水1碗煮沸，然后用鸭蛋1个去壳搅拌，加姜汁半汤匙至1汤匙拌匀，倒入沸水中煮成蛋花汤。加食盐少许调味服食。功效：养阴，祛寒，止泄泻。适用于脾胃虚寒之大便稀溏、腹泻（广东中医学院编《饮食疗法》）。

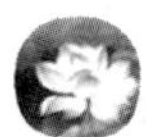 治久泻久痢

◎ 生姜诃子粥

生姜10克，诃子肉15克，粳米100克。先煎前2味，去渣取汁，入粳米煮粥，随意食，治久泻久痢。本方涩肠止泻，适用于久泻久痢不止，滑泻不固（《中国民间偏方大全》）。

◎ 断痢散

炮干姜、肉豆蔻、丁香各12.5克，诃子（去核）、炙甘草、陈皮各50克，御米壳（即罂粟壳）去蒂蜜炒150克。上药共制成粗末，每次用12.5克，加水1盏，乳香1粒、粟米100粒，同煎至半盏。去渣，食前温服，治泻痢腹痛（《中国民间偏方大全》）。

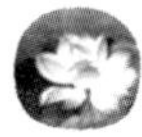 治成年人及小儿血痢

◎ 验方1

干姜烧黑存性，放冷为末。每次服3克，每日3次，米汤送服，治血痢

不止（脾肾阳虚，气不摄血）有神奇疗效（《本草纲目》引姚氏集验方）。

◎ 验方 2

将姜烧焦研粉，每次用米汤送服 5 克，治小儿肠炎、大便带血有效。

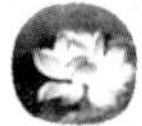 敷脐治泄泻

◎ 验方 1

胡椒面 9 克，生姜汁适量。胡椒面用姜汁调成稠膏状，敷脐，布带包扎固定，每日换药 1～2 次，以愈为度，适用于寒泻（《常见病民间传统外治法》）。

◎ 验方 2

生姜 1 块，白芥子 10 克，共捣成膏状封脐部。本方能祛寒温中，通络止痛。治寒性腹泻伴腹痛有效。

◎ 验方 3

鲜姜 120 克，白芥子 9 克，红皮蒜 3 个，香油 180 毫升，章丹 120 克。将前三味浸入油内，文火熬焦去渣，再徐徐入丹，熬至滴水成珠，贴肚脐。适用于受寒腹痛、腹泻（《河北中医展览会医药集锦》）。

◎ 验方 4

鲜生姜适量，乌梅、川椒、黄柏各 3 克。将乌梅、川椒、黄柏研为细末，与生姜共捣制成糊膏状，将姜膏摊布在纱布上，外敷神阙穴（脐中），用胶布加压固定。用药半小时有温暖舒服感，一般外敷 1 次可症状告愈，若不愈，2～3 日后可换药再敷。适用于功能性腹泻、急性肠炎、非特异性溃疡性结肠炎及其他慢性腹泻，中医辨证属寒性腹泻者［《云南中医杂志》1985 年第 4 期］。

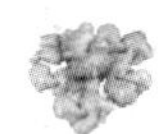

◎ 验方 5

干姜、五倍子（炒黄）各 10 克，吴茱萸、公丁香各 5 克。共研细末，备用。每次取 10 克，用温白酒调成软面团状，做成直径 5 厘米的药饼，敷脐部，胶布固定，晚敷晨揭，每日换药 1 次，连用 1 ～ 8 次。适用于腹泻，效果较好（《中医脐疗大全》）。

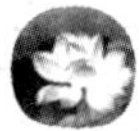

热敷、热熨治寒泻

◎ 验方 1

生姜 10 克，干姜 10 克，小茴香 12 克，肉桂 3 克，葱白 3 棵，白胡椒 10 粒，先将生姜、干姜、小茴香、肉桂、白胡椒共研末，然后和葱白捣烂，再加酒精适量，将诸药拌湿润，共放锅内炒热，装布袋内热敷于脐部，每日热敷于脐部 2 次，每次热敷 15 ～ 20 分钟，1 剂药可用 1 天。本方具有温脾肾、散寒凝之功。治小儿寒泻。

◎ 验方 2

干姜 25 克，吴茱萸 20 克，共研为细末，装入纱布袋内敷脐，并用热水袋热熨之，一般 20 ～ 30 分钟，每日 3 ～ 4 次，3 天为 1 个疗程。共治疗小儿腹泻 98 例，临床治愈率达 94% [《淮海医药》1997 年第 1 期]。

◎ 验方 3

炮姜、附子末各等份，共研细末，敷脐，炒盐加葱热熨其上。适用于阳虚寒泻 [《辽宁中医杂志》1980 年第 11 期]。

◎ 验方 4

炮姜、附子、益智仁、丁香各等份，烘干共为细末，过筛，药末用鲜生姜汁调成糊状，敷满脐眼，外敷纱布，然后用热水袋熨于其上，冷后更换，每日1次或2次，每次40分钟。适用于脾肾阳虚之五更泻(《中药外用治百病》)。

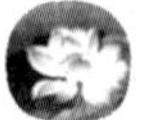 温灸治阳虚腹泻

◎ 干姜、白芷各3克，共研成细末，以蜜调成膏，先用酒洗脐微热后贴膏，再点燃艾条灸之。适用于脾肾阳虚之腹泻（《中药外用治百病》）。

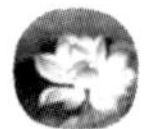 红痢秘方治痢疾腹泻

◎治红痢疾（赤痢、血痢），用干姜90克，干酸石榴皮30克，炒焦，分放2个白酒瓶内泡7天后喝，白糖做引，晚上喝，每日1次，每次半杯，连服5到7天。

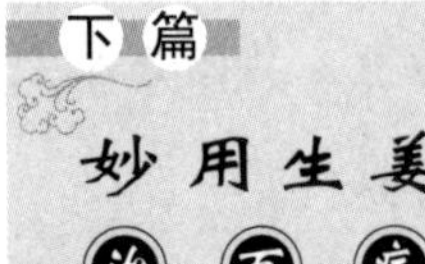

妙用生姜治头痛

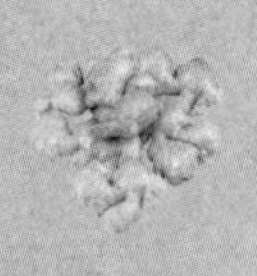

许多西医治不好的病中医单方却有神奇疗效，用生姜医治偏头痛就是一个典型的例子，这个疗法在美国已得到证实。偏头痛是最痛苦的疾病之一。

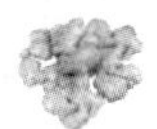

统计数字显示，美国有2600万偏头痛患者，约占人口总数8%，是偏头痛病高发地区。耶鲁大学神经学专家基塔吉报道说，用传统的方法治疗偏头痛，收效甚微，而且往往带来变态反应，特别是孕期的妇女。

基塔吉教授建议偏头痛患者使用替代疗法，即服用姜粉胶囊，或把生姜捣烂调成糊状，敷在痛处，收效甚佳。她目前在康涅狄格州格里芬医院的疼痛和头痛研究中心，用这种办法每周医治40～50名偏头痛患者，治愈率达到60%。

生姜不仅能够治疗偏头痛，而且对各种原因引起的头痛病症均有一定疗效。现介绍如下。

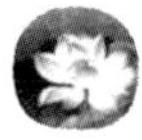

治偏头痛

◎ 生姜白酒饮

生姜（切片）21克，白酒250～500毫升。将生姜浸入白酒中，温服1～2小杯。适用于偏头痛、心腹冷痛。

◎ 生姜雄黄末方

生姜1块，雄黄末适量。将生姜切成片，把雄黄末撒在姜片上，两片合住，用湿纸包煨，趁热贴两太阳穴。适用于偏头痛。

［注］此方各地应用较多，亦有单用生姜一味，切片煨热，贴两太阳穴治头痛者（中医研究院编《常见病验方研究参考资料》）。

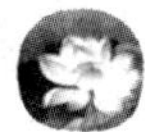 治偏正头痛

◎ 验方 1

生姜米酒鳙鱼羹治疗偏头痛：胖头鱼（花鲢鱼）头 1 个，生姜 50 克，米酒 250 毫升。制法与用法：加水适量，砂锅煮熟，稍加葱、盐调味，趁热食完。适用于偏正头痛，时痛时止者。

◎ 验方 2

生姜 40 克，生草乌、天南星、生白附子各 30 克，葱白 7 根。将生草乌、天南星、生白附子研为细末，再与生姜、葱白共捣烂调匀，用一层纱布包好，放锅内隔水蒸热，敷痛处，但勿敷眼部。热敷法治偏头痛效佳（《四川中医》1988 年第 8 期）。

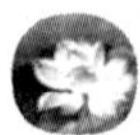 治外感风寒头痛方

◎ 验方 1

生姜 50 克。将生姜洗净，切片，放入锅中，加入足量清水，煎沸 15 分钟后，过滤药渣，将药液倒入脸盆中，先趁热熏蒸头面部，然后用毛巾蘸取生姜煎液擦洗前额和两侧太阳穴。每次 15 ～ 20 分钟，每日 2 次，3 ～ 5 次为 1 疗程。功效：散寒祛风，温经止痛。主治风寒头痛。

◎ 验方 2

葱白（切碎）15 克，老姜（切片）15 克，加茶叶 10 克，放一杯半的水同入锅，煮好沥去残渣，将汤汁倒入杯中，趁热服用，并注意不要受到风的吹袭。

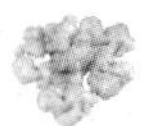

茶叶对治疗头痛很有效用，近来的感冒药中，大多含有茶叶的成分。

◎ 验方 3

生姜 6 ～ 7 片，淡豆豉 12 克，煮汤一碗，趁热饮之，饮后覆被小睡，能解除感冒初期的头痛。生姜能散寒邪，淡豆豉能解感冒，非常有效。

◎ 验方 4

生姜 30 克，葱心 20 克，辣椒丁 10 克，切碎加红糖适量，以开水冲泡，趁热服后，盖被出汗即愈，治伤风感冒头痛。

◎ 验方 5

治风寒感冒、头痛、咳嗽：生姜 50 克切片加水烧开，加点盐、醋，放入盆内，浸泡双手双脚。

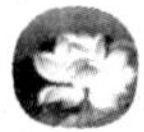 生姜片贴穴治头痛

◎针对风邪导致的感冒头痛，或反复发作的偏头痛，可将生姜切成一元硬币的厚度，在干净的锅上焙约 3 分钟，待到蒸腾出阵阵清香，取出两片，稍晾凉，分别贴在脑后的左右风池穴（在颈后大筋的两旁与耳垂平行处），用力按揉，每天 2 次，每次 15 分钟，头痛很快就能减轻。姜是个天然的“止痛高手”，除治头痛外，外敷痛点（“阿是穴”）对腰痛、风湿痛、胃痛、痛经等各种疼痛，都很有效。

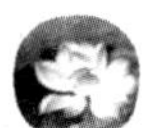 生姜屈头鸡治风湿头痛

◎ 生姜 60 ～ 100 克，屈头鸡 3 只。用法：将屈头鸡去壳和内脏，洗净切碎，

生姜去皮拍烂。二味一起放入锅中，用油煎至焦香，调味服食。适用于风湿头痛，症见头痛如裹，肢体困重，纳呆胸闷，小便不利，大便或溏，苔白腻，脉濡。

［注］屈头鸡是指孵化不出，且已长毛，尚在蛋壳内的鸡胚胎。

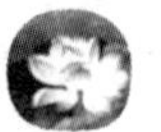 姜夏饮治眉棱骨痛

◎ 制半夏 15 克，生姜 3 片。水煎服，每日 1 剂。可连服 2 ～ 3 剂（中医研究院编《常见病验方研究参考资料》）。

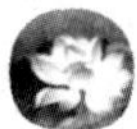 生姜茶液防治头痛

◎ 取 80 ～ 100 克鲜生姜切片打碎，与茶叶 20 ～ 30 克一起放入 3000 ～ 4000 毫升的水中，烧沸，滤渣，待姜茶晾至 50℃左右时冲洗头面部，3 ～ 5 天冲洗 1 次，可活血通络和促进代谢产物排泄，因而是外治头痛的良方，对头痛有良好的防治作用。

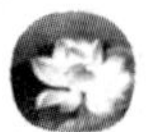 姜麻蜜膏治疗头痛

◎ 用鲜生姜洗净后榨汁，取姜汁 50 克，再取与姜汁等量的麻油，两者混合后加入 15 克蜂蜜拌匀，擦拭头痛的部位，每日 2 ～ 3 次。

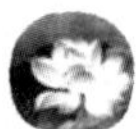 香佩疗法治头痛

◎ 鲜生姜 120 克，大枣（去核）7 枚，葱白 7 根，胡椒 30 克，黑豆 7 粒，共研为末。再将以上诸物共捣烂，用纱布包好，常闻。治头痛疗效颇佳（《中

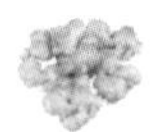

国民间疗法》)。

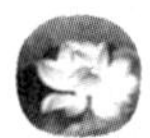

姜敷足心治头痛

◎ 验方 1

生姜 31 克，吴茱萸 16 克。制法：吴茱萸研末，生姜捣烂，共炒热，喷白酒一口在药上。用此药包敷足心，适用于阴虚头痛，症见下午及夜间痛剧者（《贵州民间方药集》)。

◎ 验方 2

生姜 36 克。煮熟，打烂。左侧痛包右足心，右侧痛包左足心。适用于偏头痛（《中医足心疗法大全》)。

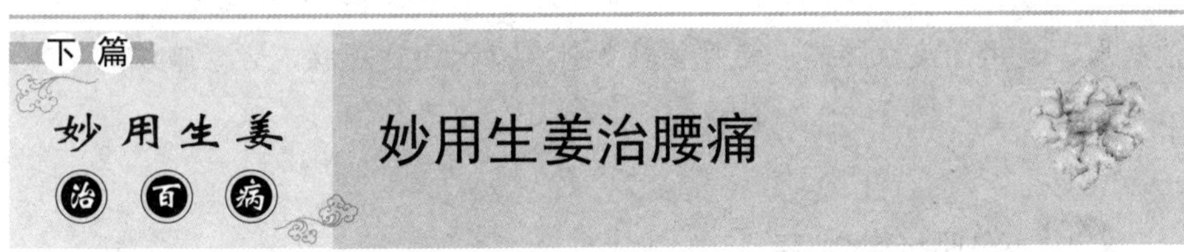

妙用生姜治腰痛

腰痛是指以腰部疼痛酸楚为主症的一类病证。本病的发生可由外感风、寒、湿、热诸邪，或跌仆闪挫，导致经脉阻滞，气血不通而成，亦可因劳倦内伤，久病体虚，肾精亏虚，导致经脉失养所致。腰为肾之府，无论外感内伤，总以肾虚为其基本原因。

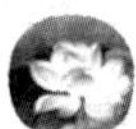 治慢性腰痛

◎ 验方 1

老生姜 15 克，黄瓜子 10 克，红糖 25 克，水煎服，每日 2 次。适用于慢性腰痛。

◎ 验方 2

生姜 10 克，桂枝 10 克，紫苏叶 10 克，韭菜 60 克，水煎服，每日服 2 次。适用于慢性腰痛，伴腰膝酸楚，畏寒肢冷。

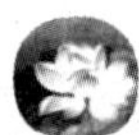 治瘀血腰痛

◎ 姜黄饮

生姜、大黄各 15 克。将生姜、大黄共切如小豆大，炒黄后水煎去渣，空腹顿服。适用于瘀血腰痛，症见腰痛如针刺感，固定不移，舌紫暗或有瘀斑，脉细涩。

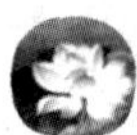 治腰膝冷痛

◎ 生姜熟附羊肉

将 30 克熟附子加适量水煮 2 小时，再放入 1000 克切成小块的羊肉，30 克捣烂的生姜，猛火烧开后改用文火，焖至羊肉呈糊粑状，分次服食，可治肾阳衰弱、腰膝冷痛。

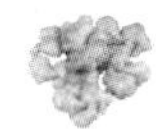

◎ 生姜填精膏

生姜250克，捣烂取汁，蜂蜜、熟羊脂、熟羊髓各150克，生地黄汁300毫升，先以羊脂煎令沸，次下羊髓再令沸，再下蜂蜜、地黄汁、生姜汁，搅匀成膏，每日1匙，空腹温酒调服。功能滋肾填精。适用于肾虚腰疼痛，症见腰部酸软无力，隐隐作痛，喜揉喜按，腿膝无力，遇劳更甚，卧后减轻。

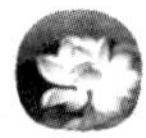

隔姜灸脐治腰痛

◎ 隔姜灸脐法

于神阙穴上，放一穿孔的鲜姜片，然后放置黄豆大小艾炷灸之，连续50～90壮，隔日1次。适用于急性腰痛（《上海针灸杂志》1988年第4期）。

【验案】郭某，女，56岁。素有腰痛史。3天前，夜卧水泥地后腰痛发作，不能行走，逐日加重，今痛甚，不能俯仰，由其夫背来就诊。查：第1、2腰椎棘突间压痛明显，并放射至右侧腰及大腿部，右腿抬高45°，脉细小，苔薄白。用隔姜灸脐法连续20壮，下腹部有温热感，腰部舒适，又灸30壮，腰部出现温热感，此时神阙穴红晕。灸毕，病人即能起床行走，唯腰部隐痛不适。隔日又灸1次，腰痛完全消失，随访半年未再复发（《上海针灸杂志》1989年第1期）。

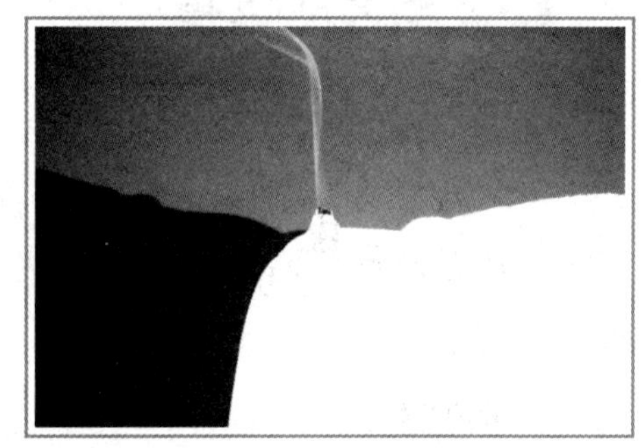

◇ 隔姜灸脐法

◎ 姜膏贴脐法

鲜生姜500克（捣取汁120克），水胶30克。共煎成膏，厚纸摊布。贴脐眼，用于腰痛甚效（清·赵学敏《串雅内编》）。

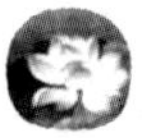 治急性腰扭伤疼痛

◎ 治急性腰扭伤验方

用生姜汁、大黄粉各适量，调成软膏状，平摊外敷扭伤处，覆盖油纸，纱布固定，12～24小时未愈者可再敷。共治110例，结果全部治愈（《中医杂志》1984年第2期。

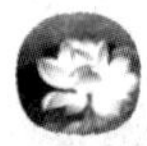 治肾虚腰痛

◎ 生姜汁水胶

生姜汁120克，水胶30克。将生姜汁、水胶共煎成膏，涂于厚纸上，贴腰部，每2日更换1次。适用于肾虚腰痛，症见腰痛隐隐，喜揉喜按，头目晕眩，膝腿酸软。

◎ 热熨法

生姜120克，吴茱萸90克，肉桂30克，葱白30克，花椒60克，共炒热，以绢帕包裹，熨痛处，冷则再换炒热。适用于肾虚精亏腰痛（《中药外用治百病》）。

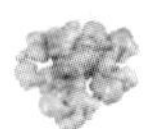

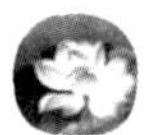

治寒湿腰痛

◎ 验方 1

制草乌 15 克，生姜 10 克，盐少许，共捣研成细末，加酒少许炒热，布包外敷贴痛处。适用于寒湿腰痛。

◎ 验方 2

生姜 1 块，草乌 1 个。用法：上药和盐少许研细，用酒炒热，布包成腰围状，裹于腰部，冷后再炒。治风寒湿腰痛（中医研究院编《常见病验方研究参考资料》）。

◎ 验方 3

生姜汁 150 毫升，黄明胶 90 克，乳香末 6 克，没药末 6 克，川椒末 12 克。先将前 2 味入锅内加热溶化，再放入乳香、没药，熬 2～3 沸取下，放在沸汤上炖，以柳条不停地搅动，成膏后放入川椒末再搅匀，取下锅，待温时以牛皮纸摊贴肾俞、脾俞、腰眼穴。再用醋炒麸皮，布包放膏药上熨之，5～7 日取下，穴取小泡为度。适用于寒湿腰痛（《中药外用治百病》）。

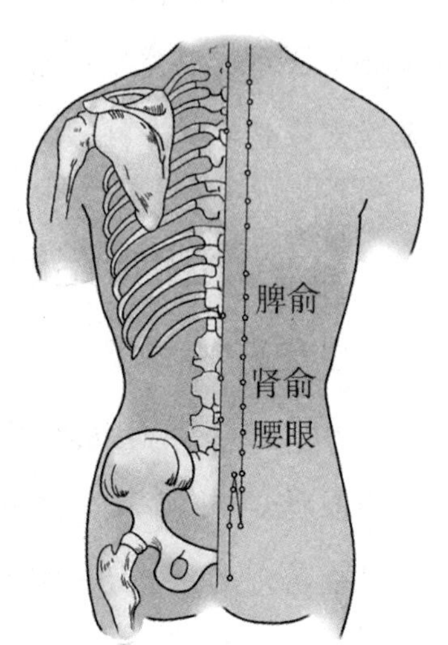

［注］肾俞穴：在第 2 腰椎棘突下旁开 1.5 寸。

脾俞穴：在背部，当第 11 胸椎棘突下，旁开 1.5 寸。

腰眼穴：在腰部，位于第4腰椎棘突下，旁开约3.5寸凹陷中。

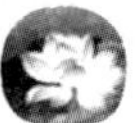 治各种腰痛

◎ 验方1

香附、生姜各适量。生姜捣烂取汁浸香附一宿，炒黄为末，加入青盐适量，研匀，每日擦腰数次。适用于各种腰痛。

◎ 验方2

生姜适量。将生姜切片蘸香油反复擦痛处，然后将生姜炭火中烧熟，捣如泥状，敷痛处，包扎固定。适用于各种腰痛。

◎ 验方3

生姜、大葱、小麦面（飞罗面）各适量。生姜切碎，再共同捣烂，入锅炒热，趁热敷腰部，以宽带缚紧。适用于腰肌劳损之腰酸痛（中医研究院编《常见病验方研究参考资料》）。

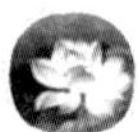 治腰椎结核疼痛方

◎ 回阳玉龙膏

煨干姜、炒草乌各90克，煨南星30克，白芷30克，炒赤芍30克，肉桂15克。上药共研细末，每次取适量，用热黄酒或高粱酒调敷。亦可掺于膏药内贴之。每日换药1次。温经回阳，活血止痛。适用于腰椎结核引起的腰部疼痛。亦治一切阴证疮疡，阴疽发背，痰湿流注，鼓椎风，伤损久痛，风湿冷痹（《中医痛证诊疗大全》）。

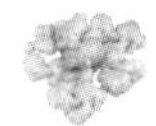

下篇 妙用生姜纵横谈

妙用生姜治风湿病与关节病疼痛

风湿性关节病属中医“痹证”的范畴。痹证中医辨证可分为风痹（行痹）、寒痹（痛痹）、湿痹（着痹）和热痹（风湿热痹）。治疗分别用疏风、散寒、祛湿和清热化湿法。总原则都离不开通络止痛。丹麦奥丹斯大学教授奇斯纳说，风湿性关节炎患者连续食姜3个月，肿痛症状大大减少，关节僵硬现象可缓解；日本学者指出，每次吃1/3匙的姜粉，每日3次，坚持吃一段时间，对风湿性关节炎确有奇效。

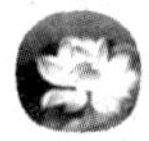

治风湿性关节炎

◎ 生姜葱辣面

生姜、大葱、辣椒各9克，同面条煮食，趁热吃下，以出汗为度，连服10日，每日2次。治类风湿关节炎，适宜感受风寒湿邪引起的关节酸痛、痹证初起者食用（马文飞《食物疗法》）。

◎ 生姜醋

生姜、醋各适量。将生姜洗净切片，放醋佐餐食用。长期坚持，治风湿性关节炎有特效（《中国民间偏方大全》）。

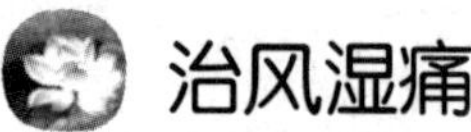

治风湿痛

◎ 生姜9克，肉桂3克，水煎服，以治风湿痛。肉桂，又叫桂皮，既可做肉类食品的作料，又有散风寒、通血脉的作用，风寒湿痹者宜食之，民间多有运用。《本经》说它“利关节”，《别录》中称它“坚骨节，通血脉”。《日华子本草》认为肉桂“治风痹骨节挛缩”。《本草纲目》记载“治寒痹”。由此可见，凡风痹、寒痹、湿痹之人，食用桂皮，均有益处。

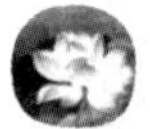

治遇寒关节痛

◎ 神仙粥

生姜10克，连须葱7根，糯米50克，米醋15克。先将糯米淘净后与姜入砂锅，煮一两沸，再放葱白，等粥熟后加入米醋调匀即可食用，空腹趁热一次服食。服后若不出汗宜即盖被静卧，以微微出汗为佳（《小病自疗指南》）。

桂枝汤重用生姜治痹证

◎ 桂枝15克，白芍15克，生姜15克，炮姜9克，大枣10枚，甘草6克。水煎服，每日1剂，10日为1个疗程，3个疗程后统计疗效。适用于风寒湿痹，症见筋骨肌肉挛痛、重着、酸麻，有的痛无定处，或形寒身重，苔白脉紧，或骤而痛不可忍，或重着而不能移动，或肿痛或麻木，或麻木不仁，肌肉顽硬，关节出现畸形等，并且发病与气候变化密切相关。本组100例，痊愈75例，显效21例，好转1例，无效3例。总有效率97%（《河北中医》2008年第8期）。

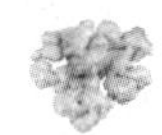

【按】桂枝汤是东汉名医张仲景的名方，具有解肌发表、调和营卫之作用，而痹证多得之风、寒、湿三邪杂至而为，风、寒、湿之邪滞留经络，气血运行受阻不畅而致。细研之此方正合此证。方中用桂枝为君药，解肌发表，散寒邪；白芍药为臣药，益阴敛营；生姜辛湿助桂枝解肌，既能将寒湿之邪发散驱除皮毛之外，又能温血得行，加炮姜能入血、温血，温阳通脉，两者合用，既能疏散又能温通；大枣甘平，既能益气补中，鼓邪外出，又能防生姜辛散太过之义；炙甘草益气助其群药，为后备之军，通过扶正而充实药力，既能有力的发散祛除病邪，又能通络缓急之痛，再者防辛散太过，有固护之理。

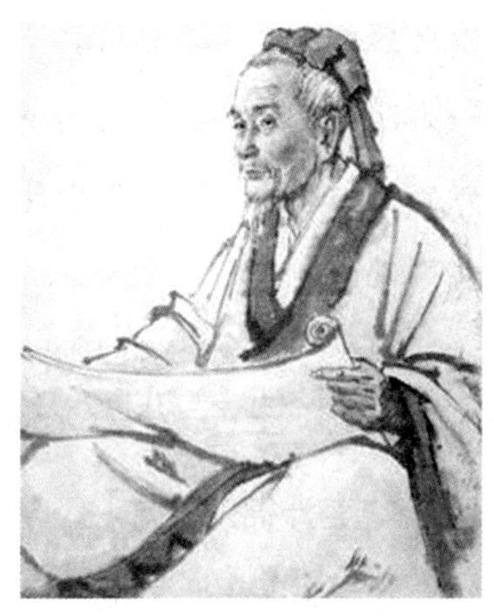
◇ 张仲景

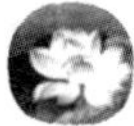 名医妙用姜汁治痹证

◎ 姜胶膏

清代名医张锡纯治肢体受凉疼痛，或寒凝阻遏血脉，麻木不仁之寒痹，常用“姜胶膏”。方如：鲜姜自然汁500克（一斤），明亮水胶120克（4两）。将上二味熬成稀膏，摊于布上，贴患处，旬日一换。张氏认为，鲜姜辛辣开通，热而能散，故能温暖肌肉，深透筋骨，以除其凝寒痼冷，而涣然若冰释也。用水胶者，借其黏滞之力，然后可熬之成膏也。

张氏用此膏屡获效验。如有人因寝凉炕之上，其右腿外侧时常觉凉，且有时疼痛，曾用多方治之不效。后来用此膏贴之，仅二十日即获痊愈。又治一人，因常在水上捕鱼，为寒水所伤。自膝下被水浸处皆麻木，抓搔不知痛痒，渐觉行动乏力。张氏教以此方，用长条布摊药膏缠缚于腿上，其足踝、足底皆贴以此膏，经数次换药，终获痊愈。

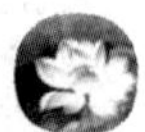

生姜外敷治痹证

◎ 姜汁棉外敷方

以鲜生姜100克捣烂取汁，将干净棉花50克浸入姜汁再晒干。按此法进行反复多次，以浸完姜汁为止。然后将晒干的药棉摊上纱布，包敷风湿性关节炎患处，连用10～15天为1个疗程，疗效良好。

◎ 姜薤饼热敷方

生姜、薤白各240克，紫苏叶、陈艾各120克。共捣烂，和面粉做成饼，烘热贴患处。用于风湿性关节炎，关节酸痛（中医研究院编《常见病验方研究参考资料》）。

◎ 樟树皮生姜方

樟树皮、老生姜、酒糟各适量。将樟树皮切细，生姜捣烂，和酒糟炒热，敷于患处，药冷更换新炒热药。

◎ 紫苏生姜方

紫苏30克，连须葱头90克，生姜60克，陈皮6克。上药共捣烂，用菜子油适量，放锅内煎过，入灰面搅匀制成药饼，趁热敷于患处，药凉再煎再敷（中医研究院编《常见病验方研究参考资料》）。

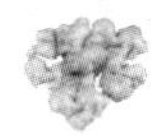

◎ 生姜药酒方

老生姜1块、药酒适量。将姜切去一面，药酒烧热，以姜蘸酒频擦于痛处。

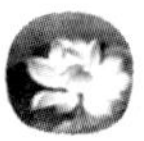

生姜熏洗治痹证

◎ 生姜花椒汤

生姜、花椒各60克，葱500克。将各种共煎水。放盆中，边熏边洗，使患处出汗为度，熏治风湿性腰腿痛效佳（《中国民间偏方大全》）。

◎ 热敷法

干姜60克，干辣椒30克，草乌20克，木瓜25克，加水3000毫升，煮30～40分钟，趁热熏患部，然后将药汁倒出，用净毛巾蘸药汁热敷患部，每日早、晚各1次，5～10日为1个疗程。适用于湿痹，肢体关节酸痛、沉重或麻木、肿胀、活动不便、痛有定处（《中药外用治百病》）。

◎ 熏洗法

生姜30克，葱、艾叶、紫苏叶各50克，乌药90克，石菖蒲120克，上药加水2000毫升，煎煮，去渣，熏洗患处（《疼痛中药外治奇术大全》）。

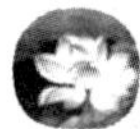

姜汁膏贴治痛痹

◎ 验方1

生姜汁240毫升，牛皮胶120克，乳香12克，没药12克，麝香（另研）0.3克。方法：先将前2味药放锅内，加热溶化后，再将乳香、没药研成末投入搅匀，离火。待稍温后将麝香拌入收膏。选外膝眼、阳陵泉、风市、环跳等穴，取8厘米×8厘米胶布数块，将药膏摊于中间，分别贴敷穴位，每日或隔日换药1次。适用于风湿性关节炎下肢疼痛明显，属寒痹（痛痹）型患者，症见肢体关节疼痛剧烈，甚或冷痛，痛处不移，得热痛减，遇寒加剧，关节屈伸不利（《穴位贴穴疗法》）。

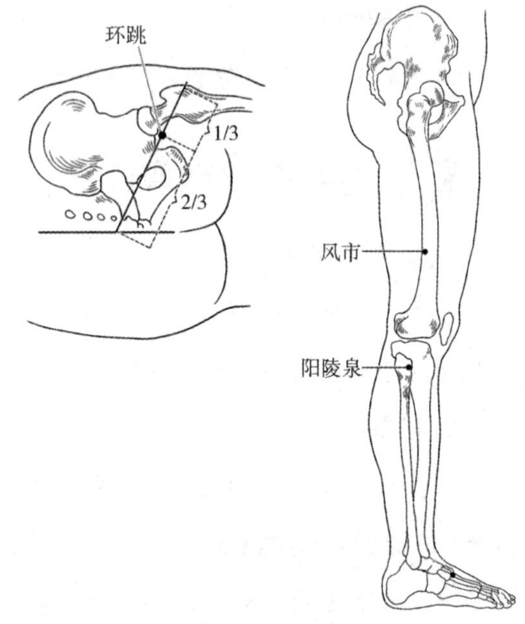

［注］外膝眼穴：即犊鼻。正坐屈膝位，在髌骨下方，髌韧带外侧凹陷处取穴。

阳陵泉穴：在小腿外侧，当腓骨头前下方凹陷处。

风市穴：在大腿外侧部的中线上，当膝横纹上7寸处。或直立垂手时，中指尖处。

环跳穴：在股外侧部，侧卧屈股，当股骨大转子最凸点与骶骨裂孔的连线的外1/3与中1/3交点处。

◎ 验方2

老生姜、四季葱、鲜葎草、鲜白凤仙花全株，各捣烂绞取汁100毫升，陈醋100毫升，嫩松香150克。制法：先将前4种药汁与陈醋共入锅内，慢火熬成糊状，再将嫩松香粉缓缓加入熬成膏，罐储备用。用法：隔开水烫软，取适量摊布上，烘温热贴患处，待发痒时则揭去，连贴数次可愈。此方治风

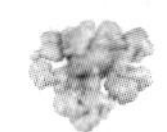

湿性关节炎关节疼痛，或游走疼痛如风痹状（《中草药外治验方选》）。

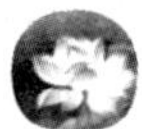

干姜草乌汤治坐骨神经痛

◎ 干姜 60 克，草乌 20 克，干辣椒 30 克，木瓜 25 克。上药加水 2000 毫升，煮 30 ～ 40 分钟，趁热熏患部，水温后以纱布浸药汁热敷患部，反复 2 ～ 3 次，每日 2 次，7 天为 1 个疗程。功效：散寒止痛。本方适用于寒痹型坐骨神经痛（《中药贴敷疗法》）。

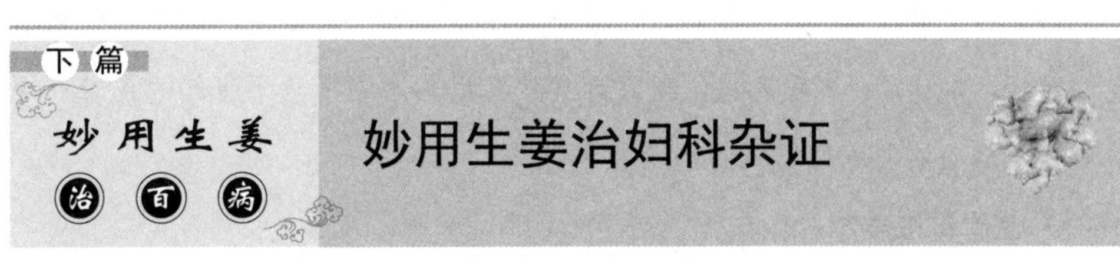

妙用生姜治妇科杂证

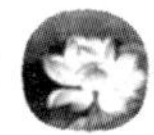

治女子痛经

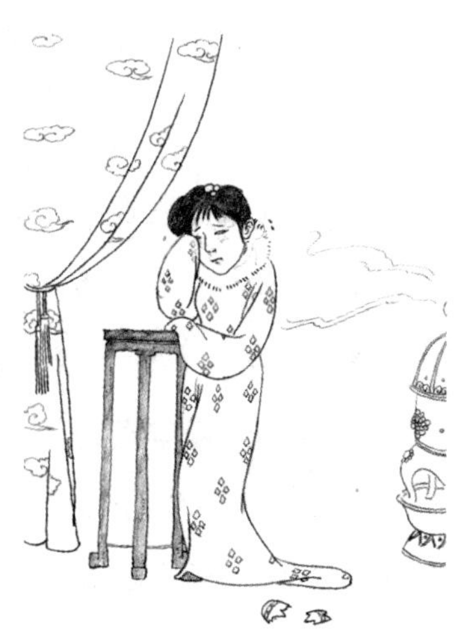

痛经是指经期前后或行经期间出现下腹疼痛、腰酸、甚至恶心、呕吐的现象，它是妇女特别是未婚女性的常见病。

很多女孩在每次来月经时服用止痛药。为此，妇科专家告诫，止痛药更会造成神经系统功能紊乱、记忆力降低、失眠等不良后果。

据调查，不少女性的痛经都属于原发性痛

经，一般从初潮后开始，几乎每月都有，使许多女性都有一种恐惧感，更加重了痛经的发作，甚至产生恶性循环。这主要是由于心理压力大、久坐导致气血循环变差、经血运行不畅、爱吃冷饮食品等造成的。另外，经期剧烈运动、受风寒湿冷侵袭等，均易引发痛经。痛经患者要多学习生理卫生知识，消除经前恐惧心理。个人也要注意经期卫生，若月经来时腹部不舒服的，可用热水袋热敷或喝些生姜红糖茶、玫瑰花茶等暂时缓解。

◎ 红糖生姜水

取新鲜老生姜 15 克切成碎末，红糖 30 克（红糖最好选用咖啡色的板糖，这种糖含铁剂较多），加水煎至 200 毫升，连同生姜一起服下，适用于因寒引发的痛经，如腹痛，喜暖喜按，经行时常常喜用热水袋暖敷下腹部的患者（中医研究院编《常见病验方研究参考资料》）。

◎ 益母草生姜水

取益母草冲剂 1 袋（或益母草膏 1 匙），加拇指大小的一块生姜（切成细末），水煮至 200 毫升，连同生姜一起趁热服下，适用于经行有血块、腹部阴冷的痛经患者。

◎ 艾叶益母糖姜水

生姜 10 克，艾叶 6 克，益母草 30 克，红糖 20 克，水煮去渣后服用，适用于经行不畅、腹部胀痛，经血夹有血块的痛经者。

◎ 当归生姜羊肉汤

生姜、当归各 20 克，羊肉 500 克，葱、料酒、花椒、盐等各适量，煮汤，撒上胡椒粉，喝汤吃肉，治寒冷性痛经。对于久病的患者，用此汤食疗，除

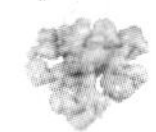

有治疗作用外，还有预防功能。

◎ 干姜清经散

生姜（干）3 克，黄芩 15 克，当归 12 克，侧柏叶 12 克，蒲黄 12 克，生地黄 5 克，艾叶 3 克，伏龙肝 15 克。上药共研末，每次服 6 克，每日服 2 次。适用于妇人月经淋漓不止，腹痛。

◎ 姜葱热熨方一

生姜 120 克，葱头 1 握，食盐 500 克。将生姜切碎，葱头洗净，与食盐一起炒热，纱布包裹熨痛处［《中级医刊》1990 年第 8 期］。

◎ 姜葱热熨方二

生姜 125 克，食盐、葱白各 250 克，共炒热，装布袋熨下腹部，药凉后再炒热，再熨，每日数次，每次 30 分钟。适用于寒湿凝滞型痛经（《中药外用治百病》）。

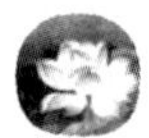

治月经不调

◎ 生姜豆腐羊肉汤

生姜 25 克，豆腐 2 块，羊肉 50 克，食盐少许。煮熟加食盐。饮汤食肉及豆腐。功效：益气血，补脾胃。适用于女子体虚月经不调，脾胃虚寒者（《中国民间偏方大全》）。

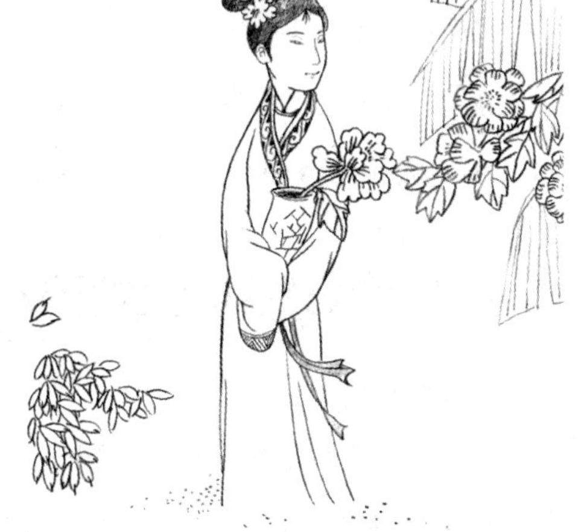

◎ 姜艾蛋

治月经不调，闭经，月经过多，痛经，脾胃虚寒之带下：生姜 15 克，艾叶 10 克，鸡蛋（连壳）2 枚。上三味加适量水，煮熟，鸡蛋去壳，放入再煮。饮汁吃蛋。每日 1～2 次。

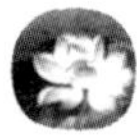 治女子闭经

◎ 验方 1

治血虚经闭：生姜丝 50 克，去骨墨鱼 300 克，洗净切片，加油盐同炒佐膳，每日 3 次。

◎ 验方 2

生姜 10 克，大枣 10 枚，淫羊藿 15 克，菟丝子 30 克，当归 30 克，黄芪 30 克。水煎服，每日 1 剂，分 2 次服。连服 3 个月为 1 个疗程。功效：益气补血。适用于气血两虚型闭经。

◎ 验方 3

生姜 15 克，大枣 60 克，红糖 60 克，加水煎煮，代茶频饮。每日 1 剂。治血虚寒凝经闭（《中国民间疗法》）。

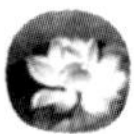 治妇女脾肾虚证带下

◎ 验方 1

干姜、白芍各等量，炒黄共研末，贮罐备用。每服 9 克，米汤送下，每日 2 次。主治肾阳虚带下，带下清稀，淋漓不断，腰酸腹冷。

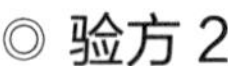

◎ 验方 2

干姜 6 克，党参 12 克，白术 12 克，炙甘草 10 克，上药共研末，敷于脐中，胶布固定。3 日换药 1 次。本方有益气健脾，温中化湿的作用。适用于脾虚带下。

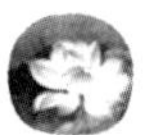

敷脐、温灸治气虚带下

◎ 生姜片数片，当归、白术、白芍、苍术、山药、香附各 10 克，柴胡、陈皮各 6 克，黄芪、党参、丹参各 15 克。上药（除生姜外）焙干，共研细末和匀，装瓶备用。将药末 10 克左右，填神阙穴，铺成圆形，直径为 2 ～ 3 厘米，再用 8 厘米 ×8 厘米胶布贴紧。每隔 3 日换药末 1 次，每日隔药艾灸 1 次，药与艾之间放穿孔鲜姜片，艾炷约高 1.5 厘米，连灸 3 壮，以 1 个月为 1 个疗程。治疗期间，忌食生冷油腻。本方具有补中益气，健脾止带作用。

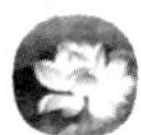

温胃和中治妊娠呕吐

妊娠呕吐是妊娠早期一种常见反应，但呕吐过频或持续过久会导致孕妇、胎儿营养不良、酸碱平衡紊乱、致畸等不良反应。丹麦有研究显示，生姜有助于减轻妊娠恶心呕吐，且对母亲和胎儿都无副作用影响。无独有偶，泰国学者也研究发现，生姜中所含的高效抗吐成分可显著缓解孕妇晨吐症。因此，日常以生姜治疗妊娠呕吐，常可收到满意疗效。

◎ 姜汁砂仁饮

生姜绞汁 1 汤匙，砂仁 5 克，清水半碗，蒸半小时，去渣饮汁。每日 2 次。适用于妊娠胃寒呕吐。方中砂仁还有非常好的理气安胎作用。

◎ 姜汁炒糯米

糯米250克，生姜汁3匙。制作：炒锅放在文火上倒入糯米、生姜汁同炒，炒到糯米爆破，研粉即成。用法：每次1汤匙，每日2次，开水调服。服用5～7次即显效。功效：补中益气，和胃止呕。注意：此方阴虚内热者忌用。

◎ 生姜柚皮萝卜饮

生姜、柚皮、萝卜子各15克。用水1碗，煮成半碗后服。功效：温中止呕。适用于妊娠呕吐（《民间治病绝招大全》）。

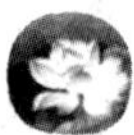 益胃降逆治妊娠呕吐

◎ 验方1

乌梅5粒，生姜5片，红糖10克。做法：食材加清水放入锅内，用大火煮至沸腾后，转小火煮5分钟即可。功效：和胃止呕，生津止渴。适用于肝胃不和之妊娠呕吐。

◎ 验方2

生姜15克，陈皮15克，加红糖20克，煮成糖水当茶饮。对妊娠呕吐有缓解作用。

◎ 验方3

鲜牛奶200毫升，生姜汁10毫升，白糖20克。制法：将鲜牛奶、生姜汁、白糖混匀，煮沸后即可。用法：温热服，每日2次。功效：益胃，降逆，止呕。

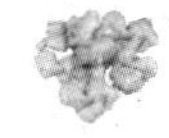

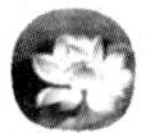

清热养阴治妊娠呕吐

◎ 生姜蔗汁饮

甘蔗汁100毫升，生姜汁10毫升。将甘蔗汁、生姜汁混合，隔水烫温。每次服30毫升，每日3次。功效：清热和胃、润燥生津、降逆止呕。适用于妊娠胃虚呕吐者。

◎ 麦地薏姜粥

鲜麦冬汁、鲜生地黄汁各50毫升，生姜10克，薏苡仁15克，粳米80克。制法：将薏苡仁、粳米及生姜入锅，加水煮熟，再下麦冬、生地黄汁，调匀，煮成稀粥。用法：空腹食，每日2次。功效：安胎，降逆，止呕。

◎ 生姜竹茹汤

生姜12克，青竹茹9克，半夏15克，茯苓12克，陈皮9克。共为粗末，水煎服，分2次服。功效：清热化痰，和胃止呕。适用于痰湿化热型妊娠呕吐（《医心方》）。

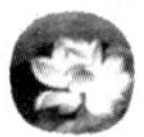

敷脐妙方治妊娠呕吐

◎ 丁香生姜糊

生姜30克，半夏20克，丁香15克。制法：将半夏、丁香共研为细末，生姜煎浓汁调为糊状。用法：取适量涂于脐部，用胶布固定，连敷1～3日。适用于脾胃虚寒，胃失和降，早孕反应的呕吐效佳［《中级医刊》1987年第22期］。

◎ 姜末膏

生姜6克，烘干，研为细末，用水调成膏状，纱布包裹，敷神阙穴（脐中），外用伤湿镇痛膏固定。适用于妊娠期恶心。注：用鲜生姜切片敷脐亦可（《中医外治法辑要》）。

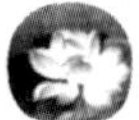

生姜敷内关穴治各型妊娠呕吐

◎ 生姜6克，烘干，研为细末，用水调成糊状，敷内关穴（位于腕臂内侧，掌长肌腱与桡侧腕屈肌腱之间，腕横纹上2寸处取穴），外用胶布固定。功效：和胃止呕。适用于各型妊娠呕吐（《小病自疗指南》）。

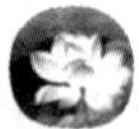

参姜麦梅汤治妊娠剧吐

◎ 人参10克，生姜15克，麦冬15克，乌梅6克，姜半夏20克。用法：取上药加水400毫升，先用武火煎沸后，改用文火续煎30分钟，取药汁，每剂煎服2次，每日1剂。或将药汁浓煎成150毫升左右，分2～4次服。功效：益气养阴，和胃止呕。适用于妊娠剧吐，属气阴两虚型，孕后呕吐剧烈，吐出物伴血性，形体消瘦，眼眶凹陷，舌质红、少苔，脉细滑数（《常见病内治小方》）。

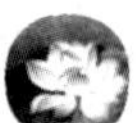

姜夏陈苓汤治妊娠剧吐

◎ 姜半夏20克，生姜15克，陈皮5克，茯苓20克。用法：上药加水400毫升，先用武火煎沸后，改用文火续煎30分钟，取药汁，每剂煎服2次，

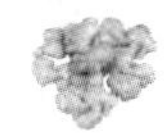

每日1剂。或将药汁浓煎成150毫升左右，分2～4次服。功效：理气化痰，降逆止呕。适用于妊娠剧吐，属痰湿阻滞型，孕后呕吐，呕吐痰涎多，形体偏胖（《广西中医药》1992年第2期）。

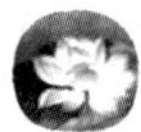 姜附汤治妊娠水肿

◎ 生姜9克，附子9克，茯苓10克，白术12克，白芍10克。用法：取附子加水500毫升，煎煮30分钟，余药用水400毫升，浸泡后再与附子同煎30分钟，取药汁，每剂煎服2次，每日1剂。功效：化气行水。适用于妊娠高血压综合征属肾虚水泛型，周身水肿，水肿以腰以下为甚，下肢逆冷，心悸气短者（《常见病内治小方》）。

【按】妊娠水肿指妊娠后，肢体面目等部位发生水肿。本病的发生主要是因素体脾肾阴虚，孕后更感不足，脾阳虚不能运化水湿；肾阳虚则上不能温煦脾阳，下不能温化膀胱；水道不利，泛溢肌肤，遂致水肿。此外，胎气壅阻，气机滞碍，水湿不化也造成肿胀。

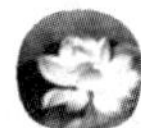 治妊娠脾虚水肿

◎ 葡萄干姜皮饮

葡萄干30克，生姜皮10克，水煎服，适用于营养不良性妊娠水肿。

◎ 龙眼姜枣汤

龙眼肉30克，生姜5片，大枣15枚，水煎服，每日1次或2次。健脾利水。适用于脾胃血虚型妊娠水肿。

◎ 鲤鱼生姜汤

鲤鱼500克，白术15克，白芍10克，当归10克，茯苓12克，陈皮6克，生姜（连皮、切片）15克。将白术、白芍、当归、茯苓、陈皮等5味药布包煎煮，取汁。用药汁、生姜煮洗净的鲤鱼至熟。食鱼饮汤。功效：健脾利水，理气调中。适用于妊娠水肿脾虚水肿型。

◎ 黄芪姜皮饮

生姜皮10克，黄芪、冬瓜皮、茯苓皮各30克，大枣5枚。制法：上药加水500毫升同煎，煎取药液300毫升，加白糖调味。功效：补气健脾，行水消肿。用法：每日1剂，分2次服。

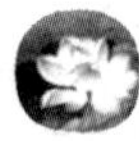

治肾虚妊娠水肿

◎ 补肾鲤鱼汤

干姜10克，杜仲、枸杞子各30克，鲤鱼1条（约500克）。制法：前三味装入纱布袋内，扎口，鲤鱼洗净，与药共煮1小时，去药袋。用法：空腹顿食，连服5日。功效：温阳利水，补肾安胎。

◎ 温肾姜桂饼

干姜、肉桂各3克，茯苓（去皮）30克，面粉、白糖各适量。干姜、肉桂、茯苓分别研末，和匀，加面粉、白糖，与水调和后做饼，入笼蒸熟食。每次服15～20克。本方适用于肾虚妊娠水肿。

◎ 健脾姜膏

鲜生姜5片，葱白5根，白术、茯苓各30克，砂仁、陈皮各15克。将

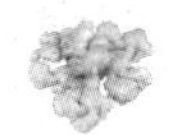

后4味药共研成细末，每次取药末5克，与姜、葱共捣烂成膏状，备用。用时膏药加凉开水适量，调如糊状，将药糊敷在孕妇肚脐上，外用纱布覆盖，胶布固定。每日换药2次或3次，直至病愈为止。本方具有健脾利水的作用。适用于妊娠脾虚水肿。

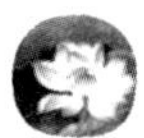

治产后缺乳

产后缺乳是指产妇在产后2～10天没有乳汁分泌和分泌乳量过少，或者在产褥期、哺乳期内乳汁正行之际，乳汁分泌减少或全无，不够喂哺婴儿的，统称为缺乳，又称“乳汁不行”。

◎ 生姜醋猪蹄

生姜50克，猪蹄2只，醋800毫升。将生姜刮去皮切块，猪蹄切块，两者同醋煮熟。分1次或2次食肉喝汤。适用于产妇失血过多，气血两虚，产后缺乳(《中国民间偏方大全》)。

◎ 姜醋煮木瓜

鲜木瓜一个（切片)，生姜30克，米醋30毫升，同煮熟食用。有补气活血，祛风散瘀，解郁调中，解毒消积作用。适用于病后体虚，产后乳少。

◎ 生姜炖牛鼻

牛鼻子1个，生姜15克。将牛鼻子洗净，去毛，切片，放炖盅内，加生姜、水各适量，隔水炖熟，食盐调味，饮汤食肉。

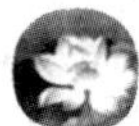 治产后恶露不尽

◎ 验方 1

治产后腹痛、恶露不尽：鲜生姜 10 克，桃仁 5 克，红花 5 克，甘草 6 克，大黄 10 克，焦山楂 30 克，益母草 30 克，墓头回 9 克，水煎加红糖内服，每日服 2 次。

◎ 验方 2

治恶露不绝：生姜 20 克，当归 100 克，干地黄 100 克，白酒适量，煎药研末，每次用酒服 10 克。此方适于恶露不止，兼见小腹疼痛等症。

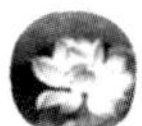 治晚期产后出血

◎ 炮姜、川芎、桃仁、炙甘草各 6 克，当归 10 克。用法：取上药加水 800 毫升，先用武火煮沸后，改用文火续煎 30 分钟，取药汁。每剂煎服 2 次，每日 1 剂。功效：活血化瘀，止血。主治：晚期产后出血，属瘀血型，恶露淋漓，日久不尽，量少色紫黑，或有血块，小腹疼痛拒按［《中医药研究》1992 年第 5 期］。

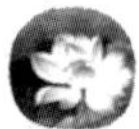 治产后血虚头晕

◎ 当归生姜羊肉汤

羊肉 500 克，当归 60 克，生姜片 30 克，盐少许。将羊肉洗净切成小块入水，当归及姜片用纱布包好，先用大火煮沸后改用小火煮至肉烂，加盐服食。日用 2 次，吃肉饮汤。功效：补气温中，强壮身体。适用于产后血虚头晕，虚寒腹痛，体倦乏力，或血枯经闭（《民间治病绝招大全》）。

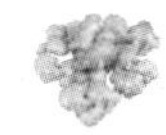

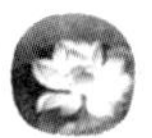

治产后脾虚血亏

◎ 生姜猪蹄煮甜醋

用生姜500克，刮去皮切块；猪蹄2只，切块；甜醋1000毫升。上味同煮熟，分数次食完。生姜猪脚煮甜醋是广东民间用作妇女产后的补益食品，常于产妇分娩前制备，供产后食用。本方四季可用。功效：健脾胃，补气血，通乳汁，散瘀血。也可将鸡蛋煮熟后去壳放入同煮，更为有益（广东省中医院《饮食疗法》）。

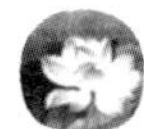

治产后气血两虚

◎ 姜汁炒章鱼

每次用新鲜章鱼250克，洗净，切块，加油、食盐同炒，待将熟时加入生姜汁1～2汤匙，再炒片刻，佐餐食用。功效：开胃，益气，补血。适用于产后体虚，病后体虚、贫血等。注意：姜汁要先制备；章鱼必须用鲜者，干章鱼只适宜煮汤不适于炒食（广东省中医院《饮食疗法》）。

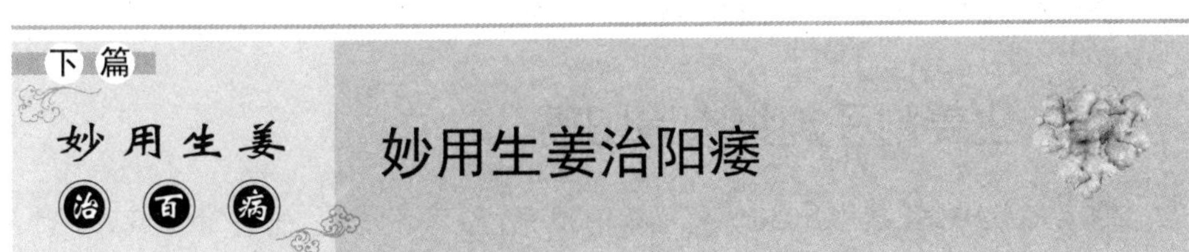

妙用生姜治阳痿

中医学认为，姜是助阳之品，自古以来中医素有“男子不可百日无姜”之语。现代临床药理学研究发现，姜具有加快人体新陈代谢、抗炎镇痛，同时兴奋人体多个系统的功能，还能调节男性前列腺的功能，治疗男性前列腺疾病及性功能障碍。因此，姜常被用于男性保健。不能小看一片姜的营养及食用价值。

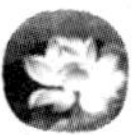 干姜枸杞鲤鱼羹治阳痿

◎ 取约 500 克雄鲤鱼一条，干姜、枸杞子各 10 克。取鲤鱼去鳞洗净，去肠杂，勿去肚内之鱼白（即雄鱼腹中白色果冻样物质——雄鱼精囊腺）、鱼鳔胶（俗称鱼泡），与干姜、枸杞子同煎，煮至鱼肉熟，加料酒、盐、味精适量调味即成。空腹时服食，隔日吃 1 次，连服 5 日。中医学认为，干姜温中散寒，健胃活血；枸杞子滋补肝肾，益精明目。此药膳适用于由于肾阳虚衰引起的阳痿、畏寒肢冷、腰痛、腰膝酸软、倦怠等。

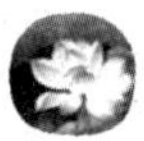 姜附瘦肉羹治阳痿

◎ 生姜 100 克煨熟切片，熟附子 10 克，大蒜（去皮）头数粒，猪瘦肉（切碎）700 克。先用花生油炒大蒜头，加水放入猪肉、熟附子、煨姜，文火约炖 2 小时，分多次服用。适用于体质虚弱，形寒怕冷型阳痿。

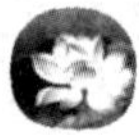 生姜附子炖狗肉治阳痿

◎ 生姜 150 克，熟附子 30 克，狗肉 1000 克，葱蒜各适量。先将附子煎 2 小时，然后放入狗肉、生姜、葱、蒜，一同炖烂，分多餐服食。适用于阳痿，夜多小便，畏寒、四肢发凉等，对虚寒引起的支气管炎、慢性肾炎也有一定疗效（《中国民间偏方大全》）。

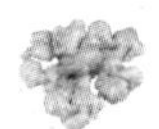

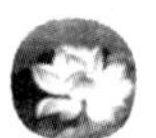 姜汁杜仲腰花治阳痿

◎生姜汁10毫升，杜仲12克，猪腰一对。杜仲煎煮，过滤药液备用。猪腰一对，去内膜，切为腰花，用杜仲药液做调料汁，加葱花、姜汁、食盐爆炒后食用。此方适用于肾虚阳痿，而且有良好的补肝肾、强筋骨、降血压的作用；还适用于中老年人肝肾不足所致的肾虚腰痛、腰膝无力、头晕耳鸣、高血压。

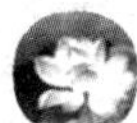 生姜虾米煨羊肉治阳痿

◎生姜30克，白羊肉（去脂膜，切成小块）250克，虾仁25克，加水煮至肉熟，分3次服完。每周制作1次，连服4周，有温肾壮阳的功效。适用于平素怕冷体质的阳痿、早泄。

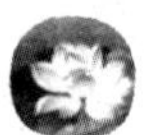 生姜外用治阳痿

◎取炮姜、小茴香各5克，研末，加食盐少许，用蜂蜜调匀敷于肚脐，外贴胶布，5日后去除（《小病自疗指南》）。

病案举例:高某,男,24岁。素无恙疾。1981年初结婚不久即患阳痿不举，曾服补肾壮阳中药或激素类药物，治疗6个月多未效，改用上法，不久阳痿痊愈，性生活正常（《新中医》1985年第12期）。

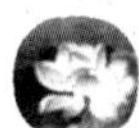 姜附葱白粥治阳痿

◎熟附子5克，姜粉3克，葱白2根，红糖10克，大米80克。将附子研

为细粉；将葱白洗净，切段。大米淘洗干净，加适量清水熬至粥八成熟时，下入附子粉、姜粉、葱段、红糖，边煮边搅拌，煮成大米烂熟时即可。每日食用2次，早、晚各1次。功效：补肾举阳。主治肾阳不足、命门火衰引起的阳痿。

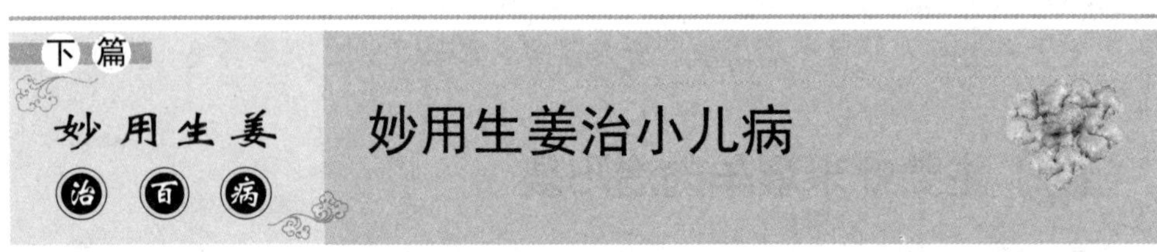

妙用生姜治小儿病

葱姜饮治小儿感冒

◎ 葱白12克，生姜10克，紫苏叶20克，苍耳子12克，共煎后趁热熏口鼻，每日数次，每次20～30分钟，3天为1个疗程。功效：发散风寒。适用于小儿感冒（《中国民间草药方》）。

敷脐疗法治小儿腹泻

◎ 生姜10克，干姜10克，小茴香12克，肉桂3克，葱白3棵，白胡椒10粒，先将生姜、干姜、小茴香、肉桂、白胡椒共研末，然后和葱白捣烂，再加酒精适量，将诸药拌温润，共放锅内炒热，装布袋内热敷于脐部，每日热敷于脐部2次，每次热敷15～20分钟，一剂药可用一天。用时再炒热。本方具有温脾肾、散寒凝之功。

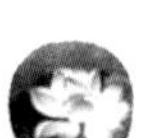

治小儿腹泻

◎ 验方 1

干姜、川椒、吴茱萸、小茴香各等量，共研末，密储备用。每次用 3 克，盛入小纱布袋内，覆盖于神阙穴上，绷带固定，24 小时一换，2 次为 1 个疗程。本方有温暖脾肾，化湿止泻之效。

◎ 验方 2

干姜、肉桂、白胡椒（白大川）各 30 克，共研末备用，每次 3 ～ 5 克，用藿香正气水或生姜汁调成厚糊状，放肚脐上，用伤湿止痛膏封盖。本方具有温中止泻的作用。

◎ 验方 3

生姜 1 片（如硬币厚），温热后置脐部，胶布固定，每日换 1 次。本方适用于小儿伤食腹泻。

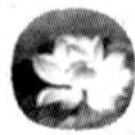

治小儿呕吐方

◎ 生姜绿豆散

生姜 3 片，绿豆一撮，酒米一撮，胡椒 7 粒，用草纸包裹，打湿透，火煨焦，研末服。本方主治小儿呕吐、腹泻不止（《民间治病绝招大全》）。

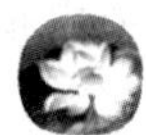

治小儿消化不良

◎ 茶萸葱姜饮

吴茱萸 6 克，茶叶 6 克，葱白 2 根，生姜 3 片。制作及用法：将茶叶、吴茱萸、葱白、生姜等材料煎汤即成。每日2次，顿服。功效：行气和胃，消食。适用于腹满食滞（《民间治病绝招大全》）。

◎ 萝卜子末握法

萝卜子末90克，生姜15克，香附9克。共捣烂成泥，单层纱布包，让患者分握两手心20分钟。功效：消食除胀。主治消化不良。

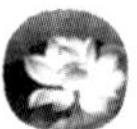 桑皮姜枣粥治小儿肺炎

◎桑白皮15克，生姜、杏仁各6克，大枣5枚，牛奶50毫升，大米100克。将杏仁研如泥，与牛奶调匀。桑白皮、生姜、大枣加水煎取药汁。将药汁与大米加水常法熬至粥成，调入杏仁牛奶汁。日1剂分2～3次服。功效：宣肺化痰，止咳平喘。主治小儿肺炎。

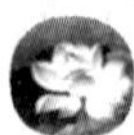 生姜治小儿水肿

验方1

◎ 生姜、葱白、粳米各适量。将生姜捣烂，与粳米同煮粥，粥熟时放入葱白，趁热食之。服后令患儿盖被取汗，可散寒发汗利水，收效甚佳。适用于小儿水肿属风水泛滥型。

◎ 验方2

生姜3片，杏仁6克，紫苏叶6克。用法：水煎服。适用于小儿肺气不宣水肿。

◎ 验方3

◎ 蜂蜜250克，大枣、龙眼肉各250克，鲜姜汁1汤匙。大枣、龙眼肉加水煮至七成熟时，加入鲜姜汁、蜂蜜、煮沸调匀分服。每次15～30毫升，

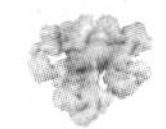

每日 2 次。适用于小儿脾肾两虚水肿。

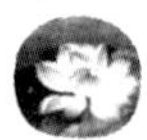 治小儿疝气方

◎ 验方 1

生姜、葱白、肉桂、丁香各适量。共捣烂成泥膏状，制成 8 毫米 ×8 毫米大的圆饼，敷前先用温开水洗净脐部，酒精棉花球消毒，然后将膏饼敷于神阙穴、肓俞穴（该穴位于人体的腹中部，当脐中旁开 0.5 寸），敷后，用宽布带托提扎紧，每次 5 天。本方具有暖肝止痛之效。

◎ 验方 2

生姜、葱白、食盐各等量，共炒热，布包，熨脐部（勿过热，免烫伤）。每日 2 次。同时加服荔香散（荔枝核、木香、小茴香、升麻、乌药、白芍各等量），水煎徐徐服之。本方具有祛寒暖脏之功。加热温熨则有温通力量，增强祛寒止痛作用。

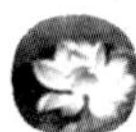 治小儿遗尿方

◎ 验方 1

生姜 30 克，补骨脂 12 克，炮附子 6 克，生姜捣烂，药研细末，调成膏状，填入脐中，加纱布覆盖，胶布固定，5 天换药 1 次。

◎ 验方 2

干姜、附子、赤石脂各等量，上药共研末，水调涂脐中，外用纱布、覆盖，胶布固定，2 天换药 1 次。本方具有温肾止遗功效。

治小儿胆道蛔虫病

◎ 鲜姜60克，蜂蜜60克。将姜洗净去皮挤汁，调入蜂蜜，分4等份，每30分钟1次，连服4次，6小时内禁食禁水。症状消失后，可用驱蛔药。

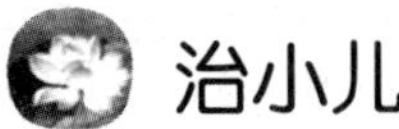

下篇　妙用生姜治百病

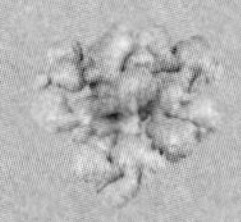

妙用生姜治水肿、臌胀

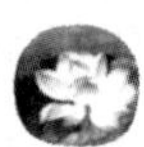

治水肿简便方

水肿是中医病名，是指体内水液潴留，泛滥肌肤，而引起眼睑、头面、四肢、腹背甚至全身水肿的病证。严重者还可以伴有胸腔积液、腹水。在西医诊断中水肿只是一种症状，多见于内科的急、慢性肾小球肾炎、肾病综合征等病，妇科常见的多为功能性水肿。

◎ 验方1

治水肿、小便不利：生姜皮10克，茯苓皮、冬瓜皮各15克，水煎服。

◎ 验方2

干姜、大戟各3克，生姜10克。前二味共研细末，以生姜汤送服，每日1次，以大小便通利为度。适用于水肿喘急，小便不利。

◎ 验方3

生姜皮10克，葡萄干30克，水煎服，治营养不良性水肿。

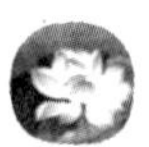 治急性肾炎，水肿尿少

◎ 验方 1

生姜皮 6 克，冬瓜皮 15 克，车前草 15 克。水煎服，每日 3 次。适用于急性肾炎，水肿尿少的患者。

◎ 验方 2

生姜、青葱、大蒜各 24 克。将上药共捣烂如糊状，敷于脐孔上，盖以纱布，胶布固定，每日换药 3 次，10 次为 1 个疗程。本方既祛邪毒，又消水肿，有温阳利水的作用。适用于肾炎水肿。

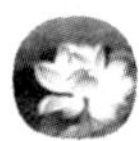 治小儿急性肾炎水肿

◎ 五皮饮

生姜皮、陈皮各 3 克，大腹皮、桑白皮各 6 克，茯苓皮 10 克。取上药加水 500 毫升，先武火后文火煎 20 分钟，取药汁 1 次服完。每剂煎服 2 次，每日 1 剂。功效：健脾理气，利水消肿。适用于小儿急性肾炎，属脾肺气虚型，头面四肢水肿，小便不利，面色萎黄（《四川中医》1984 年第 1 期）。

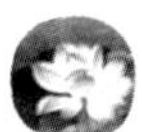 治脾肾阳虚水肿

◎ 验方 1

干姜、桂枝、党参、白术、硫黄、白芍、白矾各等量。上药共研末，每次取药粉 0.5 ～ 1 克，纳脐中，胶布固定，1 周更换 1 次。本方具有温阳健脾、

利水消肿作用，治脾肾阳虚型水肿、腰以下肿甚者。

◎ 验方 2

干姜 5 克，党参 10 克，白术 7 克，炙甘草 5 克，硫黄、白矾各等量，共研末，敷脐中。本方主要起温中散寒，健脾利水的作用，治脾肾阳虚之水肿。

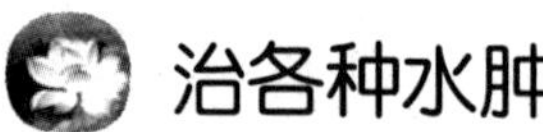

治各种水肿

◎ 生姜 30 克，鲜地枇杷（又名地胆草、牛插鼻）全株 60 克，红糖 60 克。用法：加水 200 毫升，煎至 100 毫升，取出药液；药渣加水 100 毫升，煎至 50 毫升，两次药液过滤后混合，加入红糖调匀，分为 4 次，于 2 日服完。每日早、晚空腹服 1 次（福建仙游县民间验方）。

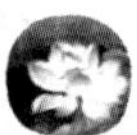

生姜敷脐，通阳利水

◎ 验方 1

鲜生姜、大葱各少许，鸡蛋 1 枚，栀子 7 粒，冰片 6 克。栀子研末，加入冰片、生姜、大葱共捣烂如泥状，用鸡蛋清适量调成糊膏，贴敷脐孔内，纱布覆盖，胶布固定。每日换药 1 次。本方有清热通窍、利水通淋、通阳行水之功。

◎ 验方 2

生姜连皮 6 克，萱草根、马鞭草、乌柏叶各 60 克，葱白 7 根，上药分别捣糊，混合做成 2 个药饼，每取 1 块药饼敷于脐部，以塑料纸覆盖，包扎固定，每日更换药饼 2 次，并用热水袋在覆盖敷料上热熨 2 次或 3 次，每次约 30 分钟，一般当日即见尿量增多，水肿减轻，如复发再敷仍有效。本方有清热利水消肿之功。

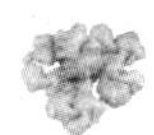

◎ 验方 3

生姜 2 片，商陆 10 克，共研末，调成糊状，敷贴脐部，纱布覆盖，胶布固定，每日换 2 次，用药 7 天见效。

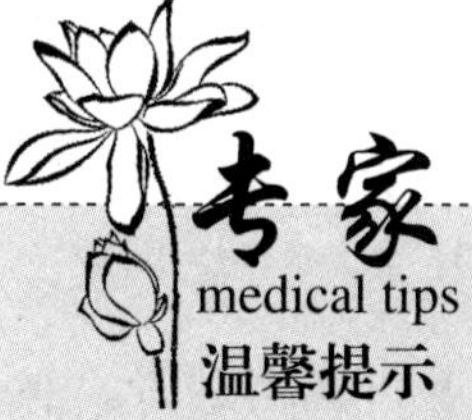

中医学认为生姜味辛、性温，有发表、健胃、止呕、解毒等功效，而生姜皮味辛、性凉，具有行水、消肿的作用，因此，有“留姜皮则凉，去姜皮则热”之说。通常情况下，加入菜肴中时，生姜皮最好不要去掉，可以保持生姜药性的平衡，充分发挥生姜的整体功效。只在一些特殊的时候，才建议将生姜皮去掉，如脾胃虚寒者，或在食用苦瓜、螃蟹、绿豆芽等寒凉性菜肴时，应去掉姜皮。

生姜在治疗疾病时，是否要去掉姜皮，则要辨证论治，因人而异。例如，如果患风寒感冒，喝生姜红糖水可缓解，此时生姜就最好去皮，生姜皮有碍生姜充分发挥其辛温解表的作用，且有止汗的作用，有悖于风寒感冒发汗的治疗法则。用生姜来治疗脾胃虚寒引起的呕吐、胃痛等不适时，姜皮也应去掉。

相反，治疗水肿的食疗方用生姜时，最好要用带皮的生姜，这主要利用了姜皮“利水”的功效，如果这类患者表现为便秘、口臭、口腔溃疡等体内有“热”的症状时，最好只用生姜皮，而不用生姜，这样，既可充分发挥姜皮的利水功效，又可避免热性的生姜使患者“火上浇油”。

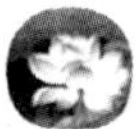 治臌胀（水臌）

臌胀是以腹大如鼓，皮色苍黄，甚至腹部青筋暴露为特征的一种病证。大多发生于疾病的后期，为重证。腹胀按之不坚，胁下胀满或疼痛，饮食减少，食后作胀，嗳气不爽，小便短少，舌苔白腻，脉弦者，是气滞湿阻之臌胀（气臌）；腹大坚满，胁腹攻痛，面色萎黄，甚则黯黑，或目黄肤黄，头颈胸臂见蜘蛛痣，唇紫，烦热口干，小便短赤，大便秘结或溏垢不爽，舌质紫红，苔黄腻，脉弦数者，是热郁血瘀之臌胀（血臌）；腹部胀满，入暮较甚，脘闷纳呆，神倦怯寒，肢冷或下肢水肿，小便短少，面色苍黄或晄白，舌质淡紫，脉沉细而弦者，是脾肾阳虚之臌胀（水臌）。

◎ 验方 1

萹蓄 90 克（鲜者 120 克），生姜 90 克，绿豆芽 90 克，白糖 90 克。用法：水煎服。每日 1 次，以后逐日增加分量，量多每味药不能超过 240 克，病轻者少增（中医研究院编《常见病验方研究参考资料》）。

◎ 验方 2

生姜、小茴根、扁豆根、白萝卜各 120 克。上药共捣碎，拧汁，加红糖 120 克，再熬，一次服完。如泻次数多，用米汤饮。忌盐 100 天。适用于水臌胀（中医研究院编《常见病验方研究参考资料》）。

◎ 验方 3

干生姜（研末）10 克，芋头（去掉皮）1 枚，共捣碎，掺入少量面粉和 10% 的干姜涂在布上，盖张草纸，然后把有纸的这面朝里贴在患处，再将布袋装盐炒热，来熨芋头贴，一般 3 次，腹水就可见明显消退。

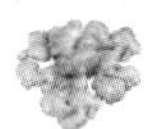

◎ 验方 4

老生姜（切碎）15 克，白芥子（研末）6 克，生姜和芥子混匀，用布包好，放入瓦罐中加水 1000 毫升，徐徐加热至烫手时，把毛巾浸入水中，趁热捞出敷在腹部，应备 2 条毛巾，交替使用，每次敷 20 ～ 30 分钟。急性腹水须待毛巾冷后再敷；慢性腹水则热敷。

◎ 验方 5

生姜皮、豆豉、韭菜根、大葱、红糖各等份。前 3 味药烘干，研为细末，再和大葱、红糖一起共捣，纱布包裹，敷神阙穴，外用胶布固定，每日换 1 次。治水臌（《腧穴敷药疗法》）。

◎ 验方 6

鲤鱼 1 条，冬瓜皮 200 克，生姜 15 克。共入瓦煲中煲汤，吃鱼喝汤，每日 1 剂，分 2 次温服。功能利水渗湿，主治肝硬化腹水。

◎ 验方 7

冬瓜皮 15 ～ 30 克，生姜片 20 克。将冬瓜皮、生姜片加水煎取药汁，当汤喝。冬瓜皮能消暑、健脾、利湿，可用于肾病、肺病、心脏病引起的水肿、腹胀、腹水、小便不利等。《药性论》说生姜“主痰水气满，下气。”与冬瓜皮同用，可增强温阳行水作用。

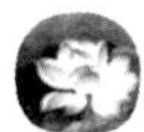 治肝硬化腹水

◎ 商陆 100 ～ 200 克，鲜姜 2 小片。用法：将商陆粉碎过 100 目筛，另取鲜姜捣烂如泥，用时取 1 ～ 1.5 克商陆粉末与姜泥加适量水调成糊状，敷

满脐部固定，每日更换1～2次，7天为1个疗程。适用于肝硬化腹水（《赤脚医生杂志》1979年第9期）。

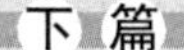
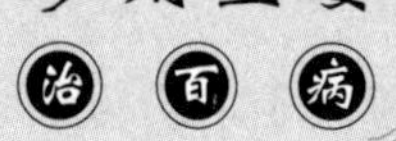

内科杂病精方选粹

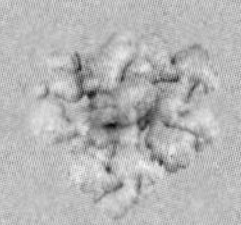

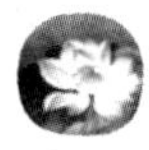

治胃病简便方

◎ 验方1

生姜100克，洗净，切成细丝，浸泡在250毫升米醋中，密闭，储存备用。治慢性萎缩性胃炎、寒性腹痛，每次空腹服10毫升，每日3次。

◎ 验方2

老姜绞汁30毫升，鲜牛肉150克，切碎，剁成肉泥状，加入30滴姜汁，再放些酱油、花生油搅匀，待焖米饭时，将姜汁牛肉倒入，将其熟饭内蒸至熟（约15分钟）即可食用。治脾胃虚弱，每日2次。

治食管炎

◎ 生姜6克，丁香2.4克，柿蒂9克，党参12克。上药加水300毫升，煎煮30分钟，取汁留渣；再加水200毫升，煎煮20分钟，取汁。将一二煎药汁混合，冷却后，分早、晚2次服。功效：健脾理气。适用于反流性食管炎，

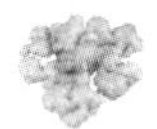

属脾虚气滞型，胃脘胀满隐痛，剑突下或胸骨后隐隐灼痛，嗳气则舒，食欲缺乏，泛酸或泛吐清水，大便不正常，舌质淡，舌苔薄白（《中医胃肠病学》）。

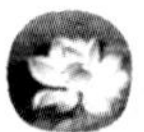 参姜术草汤治慢性胃炎

◎人参、干姜、白术、炙甘草各9克。上药加水300毫升，煎煮30分钟，取汁留渣；再加水200毫升，煎煮20分钟，取汁。将一二煎药汁混合，冷却后，分早、晚2次服。功效：温中散寒。适用于慢性胃炎，属阳虚型，胃脘隐痛或胀满，遇冷加重，食少便溏，畏寒肢冷，神疲乏力（《妙用中药丛书·胃肠病》）。

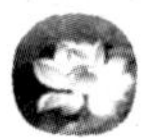 治胃下垂

◎ 验方1

生姜25克，槟榔10克，白术30克，猪肚1个，粳米60克。洗净猪肚，切成小块，同生姜、槟榔、白术共煮至猪肚熟，取汁，以汤入粳米煮粥，以麻油、酱油拌猪肚，佐餐药粥。功效：健脾益气，行气和胃。

◎ 验方2

干姜、吴茱萸各3克，升麻、柴胡各20克，生黄芪、党参、山茱萸各100克，一次取上药一半炒热或蒸热，装布袋外熨脐部，每日1～2次。本方具有补脾肾，暖中焦，举下垂作用。

◎ 验方3

生姜、当归、白术、白芍、枳壳各10克，升麻、柴胡各6克，黄芪、党参、丹参各15克左右，药末填于脐窝铺平呈圆形，直径2～3厘米，再用8

厘米 ×8 厘米胶布贴紧，在其上放一圆形金属盖，每天隔金属盖艾叶灸 1 次，连灸三壮。隔日换药末 1 次。本方具有补气健脾，升举内脏之效。

◎ 验方 4

生姜汁、葱头连须各适量，艾条 1 支。将前 2 味药共捣烂成稠膏状，捏成药饼贴于脐孔上，再点燃艾条，隔药悬灸 20 ～ 30 分钟，灸后盖上纱布，胶布固定。每日贴药艾灸 1 次。

姜朴夏参汤治慢性肝炎

◎ 生姜 3 片（5 ～ 6 克），厚朴 9 克，法半夏 6 克，甘草 3 克，人参 10 克。上药加水 600 毫升，煎煮 30 分钟，取汁留渣。再加水 300 毫升，煎煮 20 分钟，取汁。将一二煎药汁混合，冷却后，分早、晚 2 次服。功效：健脾理气。适用于慢性肝炎，属肝郁脾虚型，胁肋胀满，精神抑郁或烦急，面色萎黄，纳食减少，口淡乏味，胸痞腹胀，大便溏薄，舌淡苔白者（《江西中医药》1987 年第 2 期）。

治脾肾阳虚型慢性肝炎

◎ 干姜、附子各 3 克，肉桂 1 克，茵陈 20 克，白术 15 克，炙甘草 3 克。上药加水 600 毫升，煎煮 30 分钟，取汁留渣。再加水 300 毫升，煎煮 20 分钟，取汁。将一二煎药汁混合，冷却后，分早、晚 2 次服。功效：温阳益肾，健脾除湿。适用于慢性肝炎，属脾肾阳虚型，畏寒喜暖，少腹腰膝冷痛，食少便溏，完谷不化，甚则滑泄失禁，下肢水肿，舌质淡胖者。有人用本方治疗慢性活动性肝炎 20 例，临床治愈率达 90%，好转率 100%（《江西中医》1988 年第 2 期）。

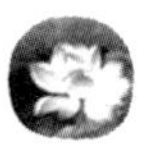

治胸胁满痛简便方

◎ 治胸胁满痛（心胸、胁下硬痛胀满）：用生姜500克（1斤），捣渣留汁，把渣炒热，包布中熨痛处。渣冷则加汁再次炒热，继续推熨。慢慢地就会感觉胸胁部宽畅舒适（《本草纲目》）。

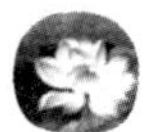

治疟疾简便方

◎ 验方1

疟疾寒热（脾胃聚痰，发为寒热）：生姜120克（四两），捣取自然汁一酒杯，露一夜。发病日五更饮服即可止疟，未止再服（《易简方》）。

◎ 验方2

脾寒疟疾：用干姜、高良姜各等份为末。每服3克，加水1碗，煎至七成服下。又方：干姜炒黑为末，临发病时以温酒送服9克（《本草纲目》）。

◎ 验方3

生姜适量捣烂，于疟疾发病前4小时包敷两膝，连用数天可截疟（如皮肤发痒须除掉）。

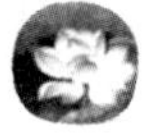

治小便异常简便方

◎ 验方1

老生姜1块，捣烂，浸泡于100毫升白酒中。治遗尿，每晚睡前蘸酒擦肚脐以下正中线的皮肤，以稍红为度，连用5～7天；或蘸酒慢慢揉神门、三阴交、关元等穴3分钟，每日2次。

◎ 验方2

生姜9克，二丑9克。治小便不利，水煎服，趁热一次服下，每日3次。

治尿闭：鲜生姜2片，捣烂后放脐中用胶布固定即可。

◎ 验方3

干姜5克，党参10克，白术7克，炙甘草3克，硫黄、白矾各等量，上药共研末，敷脐中。本方有温中健脾，神阳利水之功，治虚弱癃闭。

◎ 验方4

生姜3片，甘遂15克，葱白适量。将甘遂1味药研末，再将葱、姜捣融如膏。用遂末撒于脐中（只取5克即可），以葱、姜膏贴在上面，盖以纱布，胶布固定。本方具有通利下窍，温阳利尿的作用，治小便闭塞不通、寒热通用。

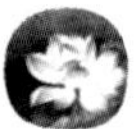

治大便秘结简便方

◎ 验方1

把生姜削成2寸左右的小条，涂盐，插入肛门内即可通便（《外台秘要》）。

◎ 验方2

生姜3片，商陆6克，田螺2个，盐少许，共捣烂成饼状，放锅内烘炒热，敷脐部，外用纱布缚扎固定。本方滑利通窍而攻积通便，其性峻猛，作用显著。

◎ 验方3

取神阙穴（脐中），把普通食盐放置脐中，后在食盐上放置直径为0.3～0.5厘米的姜片，厚3～4毫米。上置艾炷施灸，连续灸20分钟，至皮肤发红为

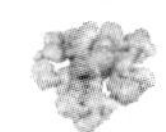

度。每日或隔日1次。

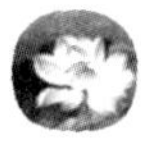

治血证简便方

◎ 验方1

用干姜为末，童便调服3克，治吐血不止有良效（《本草纲目》）。

◎ 验方2

干姜削尖煨，塞鼻中，治鼻衄不止（《本草纲目》引广利方）。

◎ 验方3

生姜数片，面皮100克，葱根数条，共入砂锅，用陈黄酒煨热，新布包好，敷脐，治便血有良效。

◎ 验方4

生姜15克，猪大肠500克，黄酒250毫升，葱白结2个，大蒜1大把（约30克），猪油25克，酱油25毫升，白糖10克，精盐15克，八角2颗，湿淀粉15克，香醋20毫升，明矾10克。用盐、明矾和香醋在大肠内、外壁上反复揉搓，用水冲洗干净，然后放入烧沸的水锅中煮一煮，捞起后用清水冲一冲，切成小段，放入油锅中加葱、姜及其他调味煸炒，注入清水适量，用旺火烧沸，再改小火煨烂，放入温淀粉勾芡即成。空腹食用。清热凉血，润肺止血，治内痔便血及肛裂出血。

◎ 验方5

生姜7片，白茅根60克，蜂蜜60克，前二味加水共煎煮，取汁加蜂蜜搅匀服，治尿血（《中国民间疗法》）。

◎ 验方 6

干姜炭 9 克，研成细末，黄酒冲服，治崩漏（功能性子宫出血）（中医研究院编《常见病验方研究参考资料》）。

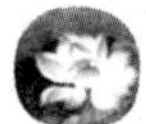 治白细胞减少症

◎ 愚鲁汤：生姜 9 克，党参 15 克，银柴胡 9 克，大枣 20 克。取上药加水 600 毫升，武火煎沸后，改用文火煎 25 分钟，药汁 1 次服完。每剂煎服 2 次，每日 1 剂。补气益血。适用于白细胞减少症，属气血虚弱型，疲倦乏力，头晕低热，面色不华，心悸气短，失眠，舌质偏淡或有齿痕、苔薄白者。有人用此方治白细胞减少症 54 例，总有效率达 88.9%（《时珍国药研究》1994 年第 1 期）。

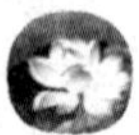 防治晕动病简便方

近年来，美国药物学家进一步研制成防晕姜粉胶丸，出海渔民应用结果证实，一颗生姜胶丸，胜过两片茶苯海明的疗效，而且没有茶苯海明嗜睡的不良反应。我国民间预防晕车船的方法如下。

◎ 验方 1

乘车坐船前，切片生姜贴住“内关穴”，即位于手掌后两筋之间腕上二寸，此穴主治胸闷、反胃呕吐；或切片生姜含在嘴里，均有防晕镇呕效果。

◎ 验方 2

生姜 1 片，伤湿止痛膏 1 张。将生姜放肚脐内，伤湿止痛膏固定，乘车、

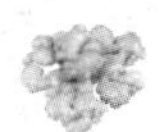

船 30 分钟前贴。或切一块硬币大的生姜片，用伤湿膏或医用橡皮膏提前固定于肚脐上，治晕车、晕船有明显效果。

◎ 验方 3

防治晕车、船、飞机，可在出发前口嚼生姜咽下，而后再口含一块水果糖，能避免发生头晕目眩、恶心呕吐等症状。

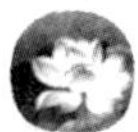

生姜解毒简便方

◎ 验方 1

治食鱼虾蟹中毒：生姜 100 克，洗净，切成细丝，榨汁饮服。每日 3 次。

◎ 验方 2

治鱼肉中毒：生姜 15 克，紫苏叶 15 克，水煎服，每日服 2～3 次。

◎ 验方 3

治酒精中毒：生姜 10 克，豆浆 250 毫升，冰糖 20 克，煮沸后饮用，每日服 2 次。

◎ 验方 4

治食半夏中毒：生姜 30 克，甘草 15 克，防风 60 克，水煎浓汤，一半含漱，一半内服。每日服 2 次，服药 1 天，症状缓解。

◎ 验方 5

治误食生天南星中毒：鲜生姜 25 克，水煎浓汤，分 2 次服，服药 1 次即解。

◎ 验方 6

生姜 60 克，切片，水煎服，适用于半夏、天南星中毒（《中国民间疗法》）。

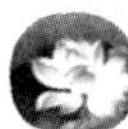治肥胖的减肥美容良方

◎ 生姜减肥茶

将水煮沸，在煮水的同时，把准备好的、洗净的生姜磨成泥；将水煮沸后加入红茶茶叶，茶包也可；将少量的、磨细的生姜泥、红糖（或蜂蜜）加入红茶里，轻轻搅拌后即可饮用。若想使口感更加滑顺，可加入无糖豆浆，在饥饿的时候能较好地抑制空腹感。

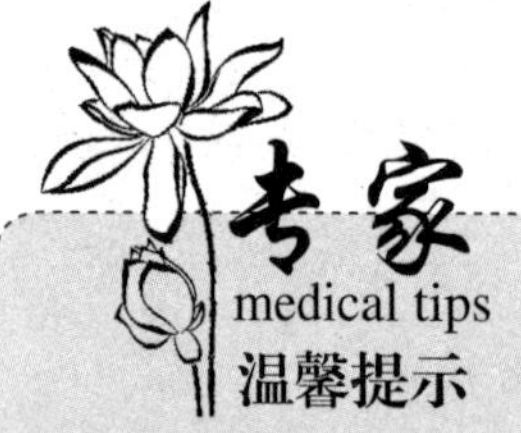

专家 medical tips 温馨提示

生姜性辛温，有祛风散寒、促进消化、解毒杀菌的作用。红茶是全发酵茶，口感较重，茶多酚含量少，可以健胃养胃、促进消化；所含茶单宁素也有促进新陈代谢的作用，能帮助人体减少皮下脂肪的存积。

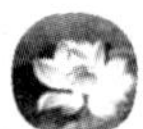改善阳虚体质的良方

中医学认为，“阳虚则外寒”，也就是说，人体阳气衰微，气血不足，卫阳不固，不能温煦肌肤以抵抗外来寒邪的侵袭，人就容易怕冷。畏寒怕冷的患者，女性发病率明显高于男性。这是因为女性肌肉一般没有男性发达，同时妇女的月经又容易导致铁的流失。生姜配伍的药膳有助您改变阳虚体质、消除怕冷的感觉。

◎ 当归生姜羊肉汤

取羊肉500～1000克，当归15～30克，生姜15～30克，入砂锅共炖，羊肉将熟烂时调味，再炖数分钟，吃肉喝汤。此方是医圣张仲景名方，功能温中补虚、养血散寒，适用于妇女和老年人表现为气血两虚、阳虚怕冷或有虚寒腹痛者。

◎ 姜附黄芪炖羊肉

净羊肉500～750克，与熟附子10克，黄芪（布包）15克，肉桂6克，生姜12克以及葱适量入砂锅清炖，羊肉将熟时加盐等调味。此汤益气温阳之功力大，适用于阳虚怕冷较严重的患者。

◎ 葱姜苁蓉羊肉粥

羊肉100克切碎，肉苁蓉10克洗净切小块（或用枸杞子15克），粳米60～100克，加葱姜适量共煮粥，粥将熟时调味。连服数天。此粥温阳益肾，适用于中老年人脾肾阳虚怕冷者。

◎ 姜附烧狗肉

狗肉1000克，熟附子30克，生姜50克。将附子放锅中，先煎1小时，然后将洗净切成块的狗肉、切片的生姜以及葱与大蒜等，放入锅中加水适量炖煮，肉将熟烂时调味。此方温肾散寒，壮阳益精，畏寒肢冷、夜多小便者服食效佳。

下篇 妙用生姜纵横谈

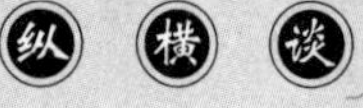

外科疮疡及皮肤病精方选粹

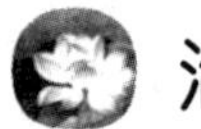

治痈疽简便方

◎ 验方 1

用干姜 30 克炒紫，研为末，醋调敷痈四周，留头。适用于痈疽初起（《本草纲目》引诸症辨疑）。

◎ 验方 2

生姜 1 块，炭火上炙一层，刮一层，为末，以猪胆汁调涂。治发背初起（《本草纲目》引海上方）。

◎ 验方 3

生姜汁 35 克，黄芪（炙）100 克，大附子（去皮脐，姜汁浸透，切片，火煨炙），菟丝子（酒浸、蒸），大茴香（炒）各 6 克，共研为细末，酒打糊状为丸，每次 5 克，每日服 2 次，空心、食前黄酒送下。治石疽皮色不变、肿痛。

◎ 验方 4

生姜 15 克，黄芪 15 克，五味子 5 克，茯苓 15 克，牡蛎 15 克，水煎大半杯，温服。治痈疽脓泄后、溃烂不能收口。

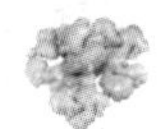

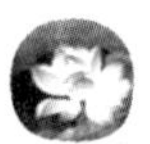 治瘰疬简便方

◎ 用干姜为末，加姜汁调成糊，以黄丹为衣，每日随疮大小放药。至脓尽生肉合口，即可停药。如仍不愈，可加葱白汁调大黄涂搽疮口。瘰疬不收（《本草纲目》引救急方）。

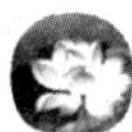 治压疮（褥疮）简便方

◎ 蛋姜水

干姜粉 10 克，生姜汁 40 毫升。上药经高压灭菌后，取蛋清 60 毫升，生理盐水 400 毫升，和好搅匀，用纱布敷料在配好的溶液里浸泡后，取出敷于疮面，隔 2 ～ 4 小时换药 1 次，或连续湿敷即可，10 天为 1 个疗程。功效：温经活血敛疮。适用于压疮患者 [《新中医》1990 年第 22 期]。

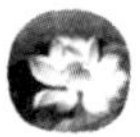 治冻疮简便方

◎ 验方 1

生姜一块，煨热切开擦冻疮初期未溃烂患处，或以生姜 60 克捣烂，浸入 100 毫升白酒内，每日外擦 3 次显效。

◎ 验方 2

生姜、当归各 25 克，红花、辣椒各 20 克，樟脑 1 克，酒精 600 毫升，药放酒精中浸泡 7 天，去渣过滤，每天用药酒涂擦患处 3 次。并按摩擦药 3 ～ 5 天，疗效显著。适用于未破溃Ⅰ、Ⅱ度冻疮。

◎ 验方 3

干姜粉 100 克，干辣椒粉 300 克，黄柏粉 120 克，凡士林 1450 克。药粉用凡士林调成软膏，用温水洗净患处后，涂抹冻疮部位，纱布包扎，每日换药 1 次。用药 1～2 周，可获良效。

◎ 验方 4

熏洗法：①生姜、川芎、桂枝各 10 克，甘草 3 克，黄芪 20 克，白术、防风各 15 克，当归、大枣各 12 克。水煎浓液，每晚用药液熏洗 1 次，1 剂可用 2 次。用药 3～5 剂为 1 个疗程。②生姜 5 片，红花 9 克，花椒 15 克，杏仁 9 克，共水煎，每日 3 次，外洗患处。③生姜、细辛、艾叶、当归、花椒各 60 克，桂枝、苏木各 100 克，樟脑 30 克，辣椒 6 枚，白酒 300 毫升（有皮损者去辣椒）。药浸酒 7 天后，去渣、取液，用棉球蘸涂搽患处，每日 3 次，用药 3～5 天。本方疗效确切。④生姜 5 片，花椒 15 克，杏仁 9 克，红花 9 克，煎水外洗患处，每日洗 3 次。

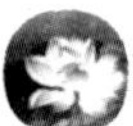 治斑秃简便方

◎ 验方 1

生姜蘸醋磨汁，频搽患处；或用生姜 10 克，切片涂敷患处，每日 2～3 次。

◎ 验方 2

治秃发，用老生姜片，浸于高粱酒中两三日，即以此姜，时时擦无发之处，15 天后，头发即可再生。

◎ 验方 3

取适量生姜煨热切开，趁热每日 2 次摩擦秃发或少发头皮部位，可有效

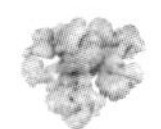

刺激头皮，治疗斑秃。

◎ 验方 4

干姜 90 克，侧柏叶、生地黄、赤芍、当归各 100 克，红花 60 克，75% 酒精 300 毫升。药放酒精内浸泡 10 天，用棉签蘸药液擦患处，每日 3 次，15 天为 1 个疗程，用药 2 个疗程有效验。

◎ 验方 5

生姜 5 片，侧柏叶 100 克，每日 1 剂，水煎取渣，温洗头部。每日洗 2～3 次。

◎ 验方 6

干生姜 30 克，川芎 200 克，菟丝子 150 克，当归 100 克，白芍、熟地黄、木瓜各 50 克，羌活 40 克，天麻 15 克。共研末，炼蜜为丸，每服 10 克，每日服 2 次。内外用药 20 天，疗效确切。

◎ 验方 7

治斑秃或头发大量脱落：取鲜生姜切片，用切面反复擦患处，每次擦至皮肤发红为度。每日 3～5 次，连用 3～4 周，头发大量脱落者，可以用鲜姜片，经常擦涂发根，有效验。

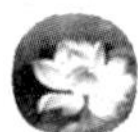 治花斑癣疾简便方

◎ 验方 1

生姜、硫黄各 30 克，生姜切片，硫黄研末，先用姜片擦患部至热，再蘸药末涂擦。每日 3 次，擦后忌用水洗，擦药 10 天。治花斑癣本方疗效确切。

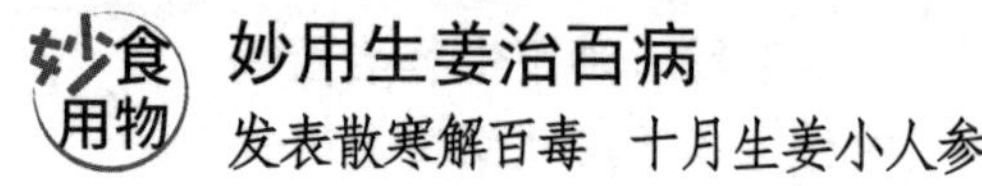

◎ 验方 2

生姜汁 50 毫升，生石灰、食用碱面各 20 克。药研末，与姜汁拌匀，调成糊状，每取适量，涂敷患指，灰甲酥软后，用刀削再涂，每日 2 次，有痛感时去药。治甲癣，用药 3 ～ 5 天，长出新甲而愈。

◎ 验方 3

鲜生姜 100 克切片，食盐 50 克，清水 2 碗，放锅内煮沸 10 分钟，倒入盆中，待温度适宜时泡脚 30 分钟，每日 1 次。治脚癣一般连用 5 ～ 7 日即可获愈。

◎ 验方 4

取生姜一块切开，揩擦患处，待姜汁擦干时再换用一块生姜，擦至局部皮肤发红为止。治赤白癜风、鹅掌风及足癣，每日 3 次，连续 2 个月不可中断。

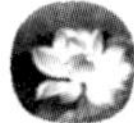 治皮肤疣瘊简便方

◎ 验方 1

生姜捣烂取汁，加适量的醋搽患处，每日数次。

◎ 验方 2

干姜、红花、生半夏各 30 克，骨碎补 40 克，吴茱萸 15 克，樟脑 10 克，75% 酒精 1000 毫升。药放酒精内浸泡 7 天，滤渣用酒精涂擦疣体。治传染性软疣，每日 3 ～ 5 次，用药 5 ～ 20 天见效。

治精索静脉曲张

◎ 生姜、大枣、黄芪各等量，水煎服，每日 1 剂，每日服 2 次，连服 3

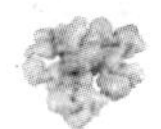

个月为1个疗程。治精索静脉曲张，可使精索柔软而愈。

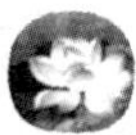

治虚寒型性多形性红斑

◎ 干姜5克，炙甘草3克，肉桂1克，附子、党参、苍术、当归各9克，水煎服，每日1剂，每日2次，连服7天。

此外，取鲜生姜洗净去粗皮，捣烂如泥，外敷，可治跌打损伤、水火烫伤、脚膝肿痛、蜈蚣咬伤、蜂蝎蜇伤等症。

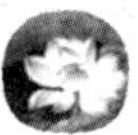

治脉痹（雷诺现象）

◎ 验方1

干姜15克，制附子10克，葱白15克。先取附子加水600毫升，煎30分钟后，加入余药同煎20分钟，药汁1次服完。每剂煎服2次，每日1剂。温经散寒，通络止痛。适用于雷诺现象属阴寒型，指端寒冷，麻木疼痛，皮肤苍白或青紫，喜暖怕冷，得温则缓（《实用单方验方大全》）。

◎ 验方2

炮姜10克，桂枝15克，鹿茸6克，附子6克。先取鹿茸加水900毫升，用武火煎沸后，改用文火续煎30分钟，再将余药加入同煎，取药汁1次服完。每剂煎服2次，每日1剂。本方温阳散寒，通经化瘀。适用于雷诺现象，属阴寒型或脾肾阳虚型，指端寒冷，苍白，迟不转红，冬季发作频繁（《浙江中医杂志》1990年第6期）。

下篇 妙用生姜治百病

治五官科病证精方选粹

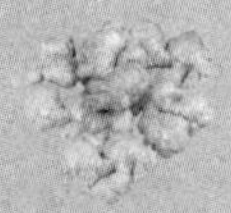

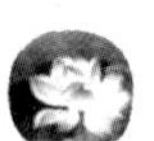

治口腔疾病简便方

◎ 验方 1

治口臭饮生姜蜂蜜汁：生姜汁 10 毫升，蜂蜜 5 毫升，加开水 300 毫升，每日 3 次。

◎ 验方 2

用生姜自然汁频频漱吐或用生姜研末搽疮亦可，治疗满口生疮（《本草纲目》）。

◎ 验方 3

干姜、黄连、黄柏、黄芩、栀子、细辛各 3 克，共研末，用水调糊状敷脐，外用纱布包之。本方具有清泄三焦火毒之功，适用于治疗口腔溃烂。

◎ 验方 4

干姜、吴茱萸、木鳖子各适量，共研末，冷水调糊状脐上，外敷纱布，胶布固定。治复发性口疮有良效。

治牙病简便方

◎ 验方 1

用川姜（炮）、川椒各等份为末，敷搽患处，治疗牙痛不止（《本草纲目》

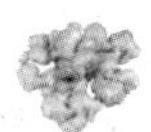

引御药房方）。

◎ 验方 2

用老生姜瓦焙，加枯矾末同擦痛处，治疗牙痛。有人因牙痛日夜呻吟，用此方当即止痛（《普济方》）。

◎ 验方 3

丝瓜 500 克，鲜姜 100 克。将丝瓜洗净，切段；鲜姜洗净，切片。两味加水共煎煮 3 小时，日饮汤 2 次。功效：清热，消肿，止痛。适用于牙龈肿痛、口干鼻涸、鼻衄（流鼻血）等（《中国民间偏方大全》）。

◎ 验方 4

①生姜 3 片，黄连 10 克，怀牛膝 15 克，水煎服，每日服 2 次。②干姜 5 克，黄柏 20 克，伏龙肝 30 克。共研末，每次服 2～3 克，每日服 2 次。适用于牙龈出血者。

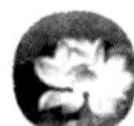 治骨槽风的回阳玉龙膏

◎ 干姜、草乌各 90 克，赤芍、白芷、制天南星各 30 克，肉桂 15 克。上药共研细末，取药粉适量，用陈酒调成糊状，再将药糊涂敷腮颊肿处，外用纱布固定。敷药略干后，宜用陈酒湿润，以助药力，每日换药 1 次。功效：温经散寒通络。适用于阴寒未溃之骨槽风（《外科正宗》回阳玉龙膏）。

【按】骨槽风又名穿腮发、穿腮毒、牙槽风、牙叉、牙叉发等，指起于耳前腮项间，肿硬如小核隐于皮肉、渐大如胡桃，最后牙车腐坏的疾病，即今之下颌骨骨髓炎。本病多因手少阳三焦、足阳明胃二经风火邪毒上灼而成。

临床分风火证和阴寒证两型，风火型多为初起阶段，治宜散风清热，方选清阳散火汤、荆防败毒散加减。阴寒型多属反复发作，经久不愈而成气血虚亏，邪毒凝结。治宜祛寒凝，补气血，托内毒。方选阳和汤加减。溃破后有死骨者宜取出死骨，方能愈合。

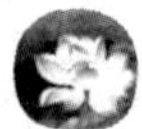 治咽喉痛简便方

◎ 验方 1

生姜 100 克，白萝卜 200 克，共捣烂取汁，频频含咽。适用于急性咽炎，失声，喉痛（《中国民间偏方大全》）。

◎ 验方 2

治喉痛（半夏中毒引起的咽喉肿痛）：生姜 500 克，洗净后切成薄片，慢慢嚼，初吃味并无辛辣灼痛之感，后觉清凉甘甜爽快，逐之咽喉疼痛渐渐减轻。

◎ 验方 3

生姜汁、半夏、桂枝、甘草，附片各适量。将后三味药研成细末，加生姜汁和如膏状，分别敷于脐内及廉泉穴，另将附片贴足心，涌泉穴外用纱布覆盖，胶布固定。每日换药 1 次。本方具有温里散寒，利咽止痛之功效。

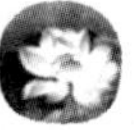 治赤眼涩痛简便方

◎ 用白姜（即干姜）末，水调贴足心，甚妙（《普济方》）。